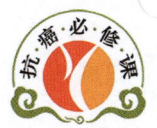

总主编
臧远胜

抗癌必修课

肺癌

第 3 版

主　编·臧远胜
副主编·焦晓栋

上海科学技术出版社

图书在版编目（ＣＩＰ）数据

抗癌必修课·肺癌 / 臧远胜总主编；臧远胜主编. -- 3版. -- 上海：上海科学技术出版社，2023.1（2025.5重印）
ISBN 978-7-5478-5794-6

Ⅰ．①抗… Ⅱ．①臧… Ⅲ．①肺癌-防治 Ⅳ．①R73

中国版本图书馆CIP数据核字（2022）第147358号

抗癌必修课·肺癌（第3版）

总主编　臧远胜
主　编　臧远胜
副主编　焦晓栋

上海世纪出版（集团）有限公司
上海科学技术出版社　　出版、发行
（上海市闵行区号景路159弄A座9F-10F）
邮政编码201101　　www.sstp.cn
上海盛通时代印刷有限公司印刷
开本　889×1194　1/32　印张 7.875
字数　180千字
2016年1月第1版
2018年1月第2版
2023年1月第3版　2025年5月第2次印刷
ISBN 978-7-5478-5794-6 / R·2555
定价：49.80元

本书如有缺页、错装或坏损等严重质量问题，请向印刷厂联系调换

内容提要

抗癌必修课·肺癌

"抗癌必修课"丛书由上海长征医院肿瘤科臧远胜教授组织编写,自出版以来,因其科学严谨的内容、通俗易懂的表述,广受读者欢迎和好评。本次修订,在上一版的基础上,对内容进行了全面梳理、补充和更新,增加了近两年来肿瘤诊治方面的新成果和新进展,力求内容更实用、文字表述更准确。

本书涵盖肺癌流行病学、病因、诊断、治疗、预后、随访及日常调养和康复等方面的内容,从实用的角度出发,为患者及其家属答疑解惑,帮助他们正确认识肺癌,合理选择治疗方案,是一本权威性强、浅显易懂的便携式抗癌手册。

本书通俗中体现权威,普及中凸显专业,可满足患者及其家属对肺癌诊治知识的需求,也可作为非本专业医务人员了解肺癌相关知识的速查手册。

作者简介

抗癌必修课·肺癌

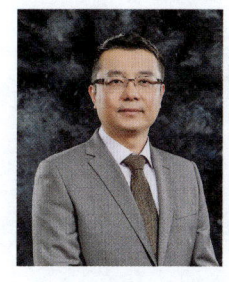

臧远胜·医学博士，主任医师，教授，博士生导师。现任上海长征医院（海军军医大学第二附属医院）肿瘤科行政主任、肿瘤学教研室主任、国家药物临床试验机构肿瘤专业组组长。兼任中华医学会肿瘤分会肿瘤支持康复治疗学组委员，中国医药教育协会疑难肿瘤专业委员会候任主任委员、肿瘤免疫治疗专业委员会常务委员，中国临床肿瘤学会非小细胞肺癌专家委员会委员、临床研究专家委员会委员、肿瘤智慧医疗专家委员会委员，上海市医学会肿瘤内科分会委员，上海市抗癌协会理事及疑难肿瘤专业委员会副主任委员，上海市医师协会肿瘤医师分会委员等。

长期致力于明确肿瘤发病机制和改善肿瘤诊治效果的研究。作为课题负责人，主持科技部重大专项课题、国家自然科学基金面上项目、国家卫生健康委员会医药卫生科技发展基金、吴阶平医学基金、上海市科委科技创新行动计划项目等课题多项，在国内外著名医学杂志发表中英文论文多篇。

擅长肺癌、肠癌、胃癌等实体肿瘤的精准靶向治疗、免疫治疗、化疗和康复，以及疑难肿瘤的诊治。

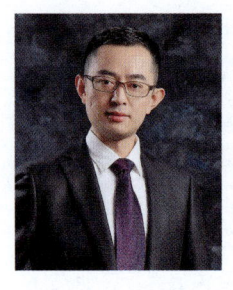

焦晓栋·医学博士,副主任医师,副教授,现任上海长征医院肿瘤科副主任。兼任中国宋庆龄基金会肿瘤区域医疗与产学研联盟理事及疑难肿瘤专业委员会秘书长,中国临床肿瘤学会肿瘤支持与康复治疗专家委员会常务委员,中国医药教育协会盆腔肿瘤专业委员会委员,中国人民解放军结直肠病专业委员会大肠肿瘤学组委员等学术职务。

从事肿瘤内科临床和教学工作十余年,主要致力于肿瘤的诊断及临床治疗,擅长肺癌、结直肠癌、胃癌和乳腺癌等实体肿瘤的早期诊断和术后综合治疗,进展期肿瘤的个体化治疗、靶向治疗和癌痛治疗,以及实体肿瘤的微创介入治疗。

科研方向为肿瘤微环境和抗血管生成治疗。负责多项国际和国内多中心临床研究。主持和参与国家自然科学基金、上海市卫生健康委员会基金、上海市科学技术委员会基金等多项课题。于SCI期刊发表论文25篇。

编委会名单

抗癌必修课·肺癌

主　编　臧远胜

副主编　焦晓栋

编　委　（按姓氏笔画排列）
　　　　　于　慧　复旦大学附属肿瘤医院肿瘤内科
　　　　　于观贞　上海长征医院肿瘤科
　　　　　王　湛　上海长征医院肿瘤科
　　　　　王　燕　上海长征医院肿瘤科
　　　　　王利新　复旦大学附属中山医院血管外科
　　　　　王妙苗　上海长征医院肿瘤科
　　　　　方　正　上海长征医院呼吸内科
　　　　　叶　敏　上海长征医院中医科
　　　　　叶晓丹　上海交通大学医学院附属胸科医院放射科
　　　　　曲歌平　中国人民解放军总医院南楼呼吸内科
　　　　　刘　龙　上海长海医院中医科
　　　　　齐　峰　上海长征医院肿瘤科

编委会名单

孙　莉　上海长征医院肿瘤科
李开春　同济大学附属上海市第四人民医院肿瘤科
杨再兴　上海长征医院检验科
吴　颖　上海长征医院肿瘤科
何新红　复旦大学附属肿瘤医院放射科
周文丽　上海长征医院肿瘤科
孟小茜　上海长征医院放射科
赵学维　上海长征医院胸外科
柳　珂　上海长征医院肿瘤科
施晓倩　上海长征医院呼吸内科
姜　松　上海长征医院影像科
娄　成　上海东方肝胆外科医院肿瘤科
姚　烽　上海交通大学医学院附属胸科医院胸外科
秦文星　复旦大学附属肿瘤医院一期临床研究中心
秦保东　上海长征医院肿瘤科
袁　正　解放军海军第九〇五医院放射科
原凌燕　上海长征医院肿瘤科
钱建新　上海东方肝胆外科医院肿瘤科
徐晶钰　上海长征医院中医科
凌　妍　上海长征医院肿瘤科
曹卫军　同济大学附属上海市肺科医院呼吸内科
焦晓栋　上海长征医院肿瘤科
臧远胜　上海长征医院肿瘤科
谭晓明　上海交通大学医学院附属仁济医院呼吸内科
薛　磊　上海长征医院胸外科
戴维萍　上海长征医院肿瘤科

序言

抗癌必修课·肺癌

"抗癌必修课"丛书自问世以来，因其科学严谨的内容、通俗易懂的表达，广受读者欢迎和好评。无论是作为肿瘤患者及其家属的科普读物，还是作为基层卫生工作人员的参考书，"抗癌必修课"丛书均能提供规范、实用的解答和建议。

近年来，肿瘤的诊断和治疗领域均取得了长足的进步，新理念、新技术、新药物、新策略层出不穷，由此带来的肿瘤诊治变化也是巨大的。为了让广大民众，尤其是肿瘤患者及其家属能够对肿瘤诊治的基本知识和新进展有比较充分的了解，从而更好地配合肿瘤诊治，本套丛书总主编臧远胜教授主持对"抗癌必修课"进行了全新修订；同时，为了满足读者了解更多肿瘤病种的需求，本套丛书在原有"肺癌""肠癌""胃癌""乳腺癌""胰腺癌"五个分册的基础上，新纳入了"肝癌"和"妇科肿瘤"两个分册。新版丛书既保持了原有的全面、权威、通俗易懂的特点，又着重体现了近年来肿瘤诊治方面的新成果，其内容涵盖了常见肿瘤的流行病学、病因、诊断、治疗、预后、随访及日常调养和康复等诸多方面，力求从实用的角度出发，为肿瘤患者及其家属答疑解

抗癌必修课·肺癌

惑，帮助他们正确地认识肿瘤，合理地选择治疗方案，少走弯路，从而进一步提高肿瘤防治的效果。

本套丛书每个分册的编委们均是在肿瘤领域有深厚功底的一线临床医师，他们不仅对肿瘤诊治的最新进展十分熟悉，而且非常重视肿瘤整体综合性治疗，从而保证了本套丛书的权威性、规范性和先进性。本套丛书的内容全面、实用，对肿瘤患者及其家属，以及基础卫生工作人员具有指导作用。我相信，再版后的"抗癌必修课"会给读者带来焕然一新的体验，将对普及肿瘤防治知识、提高肿瘤防治水平发挥重要的作用。

王杰军

国家卫生健康委员会肿瘤合理用药专家委员会　副主任委员
中国临床肿瘤学会肿瘤支持与康复治疗专家委员会　主任委员

2022 年 9 月

前言

抗癌必修课·肺癌

近年来,肿瘤的发病率和病死率不断上升,在我国及世界范围内位列人口死亡病因的第一位。在肿瘤诊断和治疗的过程中,患者及其家属会对很多与肿瘤相关的临床问题存在困惑,这些问题是随着诊断和治疗的步步深入或病情变化不断出现的,而患者及其家属并不能随时随地找到权威专科医师来答疑,因此他们的困惑常常得不到及时、充分的解答。由此,患者不但会因为不了解而造成焦虑和恐惧,还会因为了解得不充分而对诊断和治疗配合不佳。很多患者和家属都表示,迫切需要一本权威性强且浅显易懂的抗癌知识手册。正是基于以上原因,我们组织了国内肿瘤诊治领域长期工作于临床一线的专科医师,广泛搜集、精心筛选出肿瘤诊治过程中患者及其家属关心的问题,一一进行解答,于2015年出版了包含"肺癌""肠癌""胃癌""乳腺癌"四个分册的"抗癌必修课"丛书,于2018年修订第二版,并加入了"胰腺癌"分册。丛书自出版以来,广受读者欢迎和好评,并荣获2019年"上海市优秀科普图书"及"全国优秀科普作品"称号。

肿瘤诊治领域的进展日新月异,尤其是近几年来,越来越多新理念、新技术、新药物、新策略的应用，使得肿瘤诊治效果出现了质的提升。例如，肿瘤二代基因测序技术在多个癌种的广泛应用，显著提升了我们对肿瘤驱动因素的认知，并直接改变了临床诊疗格局；又例如，针对免疫调控点的肿瘤免疫药物和针对多个相对常见乃至少见靶点的靶向药物，均是在近三年开始惠及临床，并使得部分肿瘤病种的患者成为了"慢性病患者"。因此，我们迫不及待地需要将这些最新的重要知识传递给广大读者。另外，随着本套丛书在读者群中的口碑传播，希望出版更多分册的呼声强烈，所以此次修订，我们加入了"肝癌"和"妇科肿瘤"这两个同样在我国高发瘤种的分册，同时，会将上一版图书中存在的一些表述不够清晰或是不够充分的地方，进行更新和修改，不断提升丛书的精品化程度。

在丛书修订和编写过程中，各位编委以极大的热情和负责任的态度，对图书内容进行了全面的梳理、修订和补充，力求准确地反映肿瘤诊治相关的进展，并在实用性方面进一步完善，同时校准文字，使得表述更为准确。各位编委的辛勤工作保证了图书的规范性、准确性和先进性。正是这种一丝不苟的工作态度和对图书质量精益求精的要求,才使得"抗癌必修课"丛书获得了良好的社会反响。希望通过我们的努力,使广大读者能对肿瘤有更为深入的了解,能够更有效地防治肿瘤。

臧远胜

上海长征医院肿瘤科教授、主任

2022 年 9 月

目录

抗癌必修课·肺癌

■ **基础课** 001

1. 我国肺癌的发病情况如何 002
2. 什么原因会引起肺癌 003
3. 吸烟真的会导致肺癌吗 004
4. 吸电子烟就不会得肺癌吗 005
5. 已吸烟多年，现在戒烟还有作用吗 006
6. 多次戒烟都失败后该怎么办 007
7. 戒烟药物有哪些？会对身体造成伤害吗 009
8. 大气污染与肺癌有关，该怎么办 011
9. PM2.5和PM10是什么关系？哪种危害更大 013
10. 哪些措施可以改善家居环境中诱发肺癌的空气污染 014
11. 哪些慢性肺部疾病容易伴发肺癌 015
12. 已被证实可以降低患肺癌风险的食物有哪些 016
13. 如何处理职业环境与肺癌的关系 017
14. 亲属得了肺癌，家庭其他成员也会得肺癌吗 018
15. 肺癌会传染吗 019

目录

16. 肺部的肿瘤都是肺癌吗　020
17. 肺"磨玻璃样结节"是肺癌吗　021
18. 发现"磨玻璃样结节"该怎么办　022
19. 肺癌有哪些类型　023
20. 肺腺癌有哪些特点　024
21. 肺鳞癌有哪些特点　025
22. 大细胞肺癌有哪些特点　026
23. 小细胞肺癌有哪些特点　027
24. 大细胞神经内分泌癌有哪些特点　028
25. 肺肉瘤样癌有哪些特点　029
26. 什么是肺癌的"驱动基因"　030
27. 驱动基因一定要检测吗？有何意义　031
28. 肺癌是"不治之症"吗　032

诊断课　033

29. 肺癌如何区分早期和晚期　034
30. 为什么需要对肺癌进行病情分期　035
31. 何谓体能状态评分？肺癌患者怎样评分分级　036
32. 在诊断为肺癌以后，还可以存活多长时间　038
33. 怎样才能及早发现肺癌　040
34. 诊断肺癌的"金标准"是什么　042
35. 体检结果正常能排除肺癌吗　043
36. 何谓肺癌相关血清肿瘤标志物　044
37. 为什么要同时行正位、侧位的胸片检查　045
38. 胸部CT在肺癌的诊断上有哪些优缺点　046

目录

39. X线和CT检查的辐射会有很大危害吗　048
40. 何为"低剂量螺旋CT"　050
41. 肺癌可能有哪些早期的"蛛丝马迹"　051
42. 肺癌和咯血是什么样的关系　054
43. 肺癌和阻塞性肺炎是什么样的关系　055
44. 什么是肺癌的"恶病质"状态　056
45. 肺癌会有哪些临床表现　057
46. 为什么诊断肺癌时医生会安排做增强CT检查　058
47. 肺癌较容易出现哪些部位的远处转移　059
48. 肺癌患者为什么会出现声音嘶哑　061
49. 肺癌和胸腔积液是什么样的关系　062
50. 肺癌患者反复头痛需要注意什么　065
51. 肺癌和心包积液是什么样的关系　066
52. 什么是胸腔穿刺术及胸膜活检术　067
53. 什么是内科胸腔镜检查术　068
54. 什么是支气管镜检查　070
55. 什么是"电磁导航支气管镜"　073
56. 什么是"超声支气管镜"检查　074
57. 什么是"荧光支气管镜"检查　075
58. 做支气管镜检查时,患者需要做好哪些准备　076
59. 什么是CT引导下经皮肺穿刺检查　077
60. 支气管镜下穿刺好还是经皮肺穿刺好　078
61. 为什么诊断肺癌时,需要做全身骨ECT扫描　079
62. MRI比CT贵,用MRI检查肺部会更好吗　080
63. 全身PET-CT扫描是什么样的检查　081

目录

64. 全身 PET-MRI 扫描是什么样的检查　083
65. 如何减少 PET-CT 的辐射损伤　085
66. 为何全身 PET-CT 检查后还要做增强 CT 和 MRI　086
67. 为什么在诊断肺癌时需要做基因检测　087
68. 一代测序、二代测序是怎么回事　088
69. 基因检测能预测或诊断肺癌吗　089
70. 基因检测应该拿什么去做　090
71. 什么是液体活检　091
72. 液体活检与组织活检相比，准确性如何　092
73. 液体活检能取代组织活检吗　093
74. 重复进行基因检测有必要吗　094
75. 什么是"癌性淋巴管炎"　095
76. 什么是"上腔静脉综合征"，危害大吗　096

■ **治疗课**　097

77. 肺癌能根治吗　098
78. 肺癌的治疗方法有哪些　099
79. 肺癌的治疗方案是怎样确立的　100
80. 肺癌的手术治疗方法有哪些　101
81. 为什么肺癌手术治疗前需要做肺功能检查　102
82. 为什么肺癌手术治疗前需要做支气管镜检查　103
83. 肺癌的手术治疗有哪些可能的风险　104
84. 肺癌手术的大体过程是怎样的　105
85. 肺癌患者在接受手术治疗时应注意哪些问题　106
86. 何谓肺癌的化疗？何谓"术前新辅助化疗"　107

目录

87. 免疫治疗能作为术前新辅助治疗吗　108
88. 何谓"术后辅助化疗"　109
89. 为什么全身化疗是晚期肺癌的主要治疗方法　110
90. 常用于肺癌的化疗药物有哪些　111
91. 肺癌的化疗方案是怎样制订的　112
92. 为什么同样患"肺癌",却使用不同的化疗方案　113
93. 为什么不同肺癌患者使用的药物剂量不同　114
94. 什么是肺癌的"一线""二线""三线"化疗　115
95. 肺癌化疗有哪些常见的不良反应　116
96. 化疗为什么会引起恶心和呕吐　118
97. 如何处理化疗引起的恶心和呕吐　119
98. 化疗的同时能使用"升白针"吗　120
99. 什么是"预防性升白"治疗　121
100. 长效升白药物好在哪　123
101. 患者化疗期间的饮食注意要点　124
102. 化疗需要几个疗程?为何每个疗程要间隔3～4周　125
103. 化疗期间为何要定期进行疗效评估　126
104. 能否根据基因检测的结果选择化疗药物　127
105. 能否提前预知化疗药物在人体内的疗效　128
106. 怎样评估化疗的疗效　129
107. 化疗后肿瘤标志物升高是化疗无效的标志吗　130
108. 肺癌化疗为什么要"插管"　131
109. 建立深静脉通路有哪几种方法?各有什么特点　132
110. 什么是肺癌的"靶向治疗"　133
111. 肺癌存在哪些基因突变?相应靶向药物效果如何　134

目录

112. 如果有基因突变，是先用靶向药物还是先化疗 141
113. 何谓肺癌的"全程管理" 142
114. 哪些人群适合接受靶向治疗 143
115. 能否不检测是否有基因突变而直接口服靶向药物 145
116. 肺癌术后辅助治疗能口服靶向药物吗 147
117. 靶向治疗也会出现像化疗一样的不良反应吗 148
118. 靶向治疗需要进行多长时间 149
119. 同时行靶向治疗和化疗能取得更好的疗效吗 150
120. 服用靶向药物后肿瘤增多或增大，还要继续吃药吗 151
121. 小细胞肺癌是否可以进行靶向治疗 152
122. 什么是肺癌化疗后的"维持治疗" 153
123. 什么是肺癌的介入治疗 155
124. 肺癌经支气管镜介入治疗适用于哪些情况 156
125. 肺癌经皮介入治疗适用于哪些情况 157
126. 肺癌血管内介入治疗适用于哪些情况 158
127. 什么是肺癌的放疗？包括哪些种类 159
128. 肺癌可以选择的放疗手段有哪些 160
129. 什么是肺癌的免疫治疗 161
130. 免疫治疗有哪些特殊的不良反应 162
131. 免疫治疗过程中的注意事项 163
132. 免疫治疗出现不良反应后还能继续进行吗 164
133. 有自身免疫性疾病的患者能用免疫治疗吗 165
134. 免疫治疗需要持续多久 166
135. 免疫治疗是否可以和靶向治疗联用 167
136. 肺癌放疗的效果如何 168

目录

137. 肺癌放疗的不良反应大吗 169
138. 接受放疗的患者会辐射他人吗 170
139. 接受放疗的患者需要注意哪些事项 171
140. 肺癌伴随胸腔积液该如何治疗 172
141. 胸腔积液会越抽越多吗 173
142. 放置胸腔引流管后需注意什么 174
143. 什么是胸腔闭式引流？放置后需注意什么 176
144. 肺癌伴随心包积液该如何治疗 177
145. 补充营养会促进肺癌生长吗 178
146. 肺癌放疗出现放射性心肌损伤后如何治疗 179
147. 有针对肺癌的疫苗吗 180
148. 肺癌会引起疼痛吗 181
149. 什么是癌痛的"三阶梯止痛原则" 182
150. 除药物治疗以外，癌痛还有哪些治疗方法 183
151. 应该忍受肺癌引起的疼痛，避免药物治疗吗 184
152. 使用强阿片类止痛药会成瘾吗 185
153. 肺癌骨转移应怎样治疗 186
154. 肺癌脑膜转移应如何治疗 187
155. 肺癌脑转移需如何治疗 188
156. 为什么有些肺癌患者需要口服甲羟孕酮 189
157. 何谓"转移性肺癌"？与肺癌有什么区别 190
158. 怎样发现和诊断转移性肺癌 191
159. 怎样治疗转移性肺癌 192
160. 什么是药物临床试验？参与者会获得哪些益处 193
161. 中医是如何认识肺癌的 194

目录

162. 民间的"祖传秘方"能治愈肺癌吗 195
163. 中医药治疗肺癌的现代医学机制有哪些 196
164. 化疗过程中消化道反应的中医药防治 198
165. 如何运用中医药治疗肺癌的并发症 199
166. 中医如何防治肺癌放疗后的放射性肺炎 200
167. 中医对化疗导致的周围神经毒性反应有何好办法 201
168. 肺癌患者如何进补 202
169. 中医药有哪些预防肺癌术后复发转移的手段 203

■ **随访和康复课** 205

170. 随访的内容有哪些？手术后如何随访 206
171. 化疗和放疗结束后，如何安排随访 207
172. 为什么说靶向治疗后及时随访很有必要 208
173. 患者戒烟是否还有意义 209
174. 患者可以饮酒吗 210
175. 患者可以饮茶吗 211
176. 患者可以吃鱼、虾等所谓"发物"吗 212
177. 患者需要吃"补品"吗 213
178. 患者可以继续参加工作吗 214
179. 患者的精神状态需要怎样调整 215
180. 患者的饮食安排应注意哪些问题 216
181. 患者的日常起居应注意哪些问题 217
182. 患者可以参加体育运动吗 218
183. 家庭应怎样配合患者的康复 219
184. 家庭抗癌的要点有哪些 220

目录

参考文献 221

附录 6位肺癌患者的康复纪实 223

抗癌必修课
肺癌

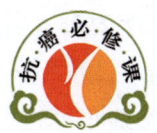

基础课

1 我国肺癌的发病情况如何

2019年1月,据中国肿瘤登记中心最新发布的《中国肿瘤登记年报》显示,中国每年新发癌症病例约392.9万人,平均每天有超过1万人被确诊为癌症,每分钟有7.5个人被确诊为癌症。而肺癌已成为我国发病率和病死率都居于第一位的恶性肿瘤。

目前,我国肺癌的发病率为53.37/10万,每年肺癌发病人数大约为60万人,占全世界的1/3;病死率为45.57/10万,死亡病例占全部恶性肿瘤死亡总数的25.24%。也就是说,由肺癌所导致的死亡已经占到所有由癌症导致死亡总数的1/4。

近40年来,中国的肺癌病死率在所有恶性肿瘤的病死率中上升幅度最大,共上升了8.35倍,而且这个数字仍然在不断上升。

目前,我国肺癌发病的年轻化倾向越来越明显,发病年龄集中在50～60岁,比欧美国家提前了10年左右,且女性患者越来越多。

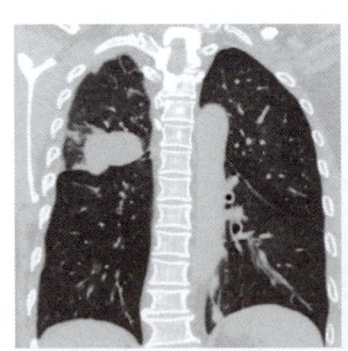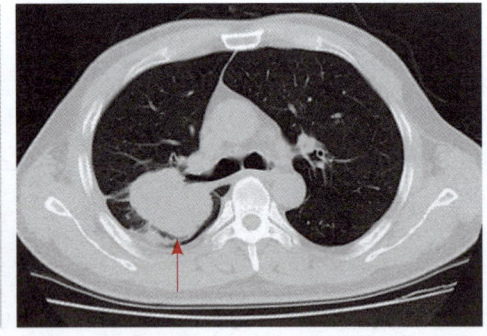

影像学检查发现肺癌

2　什么原因会引起肺癌

虽然肺癌发生的确切原因和机制还不完全清楚，但研究表明，肺癌的发生与吸烟、大气污染、职业接触有害物质、慢性肺病、较少食用含有β胡萝卜素的蔬果及家族易感性因素等有关。

（1）**吸烟**：大量研究资料表明，烟草与肺癌的关系极为密切。烟草中含有尼古丁、苯并芘、焦油、二甲基亚硝胺等250种以上的致癌物质。有吸烟习惯者肺癌发病率比不吸烟者高10倍，吸烟量大者发病率更高，比不吸烟者高20倍。据《2012年中国肿瘤登记年报》报道，中国男性肺癌发病率高达70.40/10万，病死率为61.00/10万，显著高于男女平均水平，这也提示了肺癌与吸烟具有极其密切的关系。

（2）**大气污染**：肺癌的发病是城市高于郊区，郊区高于农村。城市化、工业化程度越高的地区，肺癌的发病率就越高，这正是大气污染诱发肺癌的佐证。在城市地区，大气中的汽车尾气、工业废气等污染物的含量均显著高于郊区和农村地区。在上述大气污染物中，含有大量致癌物，可随呼吸吸入肺内而诱发肺癌。研究还表明，大气污染和烟草具有协同增强致肺癌的效应。

（3）**职业因素**：研究发现，长期接触铀、镭等放射性物质及其衍化物，以及致癌性碳氢化合物、砷、铬、镍、铜、锡、铁、煤焦油、沥青、石油、石棉、芥子气等物质，均可诱发肺癌。

（4）**肺部慢性疾病**：研究表明，肺结核、硅沉着病（又称矽肺）、尘肺患者肺癌的发病率显著高于正常人。慢性肺部疾病病程中反复出现的炎症与瘢痕修复，是其诱发肺癌的核心机制。

（5）**内在因素**：如家族遗传易感性、免疫功能低下、代谢和内分泌功能失调等，都可能对肺癌的发病起到一定的促进作用。

3 吸烟真的会导致肺癌吗

吸烟导致肺癌已是科学界公认的事实。我国是烟草大国,据最新的调查显示,我国总吸烟人数高达3亿人,15岁以上人群吸烟率为28.1%。男性吸烟率为52.9%,女性吸烟率为2.4%,且40～59岁男性吸烟率持续上升。随着我国人群吸烟流行时间的增加、吸烟年龄的提前,烟草所致死亡人数将不断增加。若不采取有效的烟草控制措施,到2030年,每年死于烟草相关疾病的人数将超过300万人。目前我国肺癌的持续高发与较高水平的吸烟率关系极为密切。

流行病学研究发现,吸烟者比不吸烟者发生肺癌的危险性显著增大。开始吸烟的年龄越小,吸烟时间越长,吸烟量越大,肺癌的发生率和病死率越高。尤其是鳞状上皮细胞癌和小细胞肺癌,与吸烟的关联性更高。近年来,我国肺癌的发病年龄有提前的趋势,其中的主要原因之一就是吸烟。

在临床上,通常用"年支数",即吸烟持续的年数乘以平均每天吸烟的支数这一指标来衡量吸烟量的多少。例如,如果吸烟者已经吸烟25年,平均每天吸一包烟,即20支烟,则吸烟的"年支数"=25年×20支=500年支。年龄≥45岁、吸烟量≥400年支的人则成为肺癌的"高危人群"。当然,即使没有达到45岁,但大量吸烟同样会增加得肺癌的危险性。

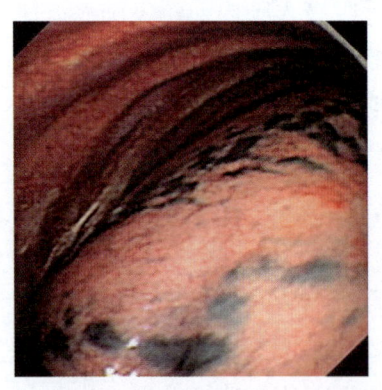

一位吸烟者的肺表面可见大量有害物质沉积

每一支烟都会增加患肺癌的风险,所以,应该远离烟草。

4 吸电子烟就不会得肺癌吗

近些年，随着民众对吸烟所造成的危害越来越了解，电子烟逐渐成为众多烟民，特别是年轻烟民的"新宠"。那么，何为电子烟呢？

电子烟是一种模仿传统卷烟的电子产品，一般由盛放液体（含尼古丁、香精、溶剂丙二醇等）的烟管、蒸发装置和电池三部分组成。电子烟不需要点燃，由充电锂电池供电，把液态尼古丁转变成雾气，当使用者吸烟时，有着与传统卷烟一样的烟雾、味道和感觉。

一方面，电子烟显得非常"时尚"，并且在很多场合不会受到限制；另一方面，一个重要的原因就是很多人认为电子烟在吸烟的过程中没有烟草燃烧产生的烟雾，因此不会对身体造成伤害。

其实不然，虽然电子烟看起来很时尚，但是电子烟一样会给身体带来伤害，甚至引发肺癌！

美国纽约大学医学院的研究团队，曾经用电子烟的烟雾刺激了40只实验小鼠，连续54周暴露于电子烟烟雾，发现22.5%的小鼠出现了肺癌。进一步的研究发现，虽然电子烟和传统卷烟相比，没有添加致癌的硝酸盐、亚硝酸盐等氧化合物，但是哺乳动物细胞自身含有的一种离子可与尼古丁发生亚硝化反应，产生亚硝胺物质，从而导致肺癌。

切记，电子烟，并没有看起来那么美，一样会导致肺癌。

5 已吸烟多年，现在戒烟还有作用吗

很多吸烟者都认为，反正自己已经吸了很多年的烟，该造成的危害都已经造成了，事已至此，再去戒烟似乎已经没什么意义了，已经来不及了。其实，这一观点是不正确的。

无论吸烟者已经吸了多少年的烟，在戒烟后，患肺癌的危险性都会逐年降低。一般来说，戒烟20分钟后，血压会降到标准水平，脉搏降到标准速度；戒烟24小时内，心肌梗死风险降低；戒烟2周至1个月，肺功能改善30%；戒烟1年内，冠状动脉硬化风险减至吸烟者的一半；戒烟5年内，患肺癌的风险性可减半；戒烟10～15年内，患肺癌的风险性可降低至接近从来没有吸过烟的人。

由此可知，若吸烟者能在35岁以前戒烟，则死于烟草相关疾病的风险明显下降，几乎与不吸烟者相近。从任何年龄开始戒烟均可受益，早戒比晚戒要好，戒比不戒要好。

所以，现在戒烟，亡羊补牢，为时不晚。另外，如果成功地戒除了烟瘾，不仅对自己降低患肺癌和烟草相关疾病的风险大有裨益，而且能降低身边的人（特别是和你生活在一起的家人）因吸入二手烟而患肺癌的风险。

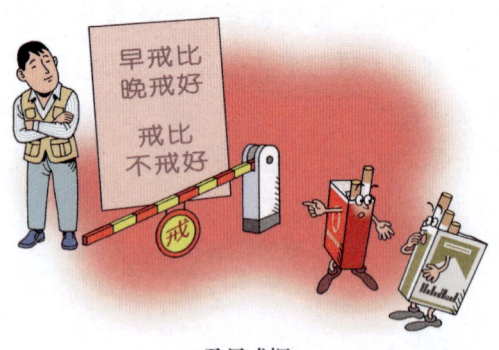

及早戒烟

6　多次戒烟都失败后该怎么办

很多吸烟者都有过一次甚至多次尝试戒烟的经历，但总是以失败而告终，只有少数人可以凭借自身的意志力戒烟成功。这一情况是有其原因的。

研究表明，烟草依赖是一种疾病，该疾病与烟草中的尼古丁对大脑中枢的兴奋性刺激相关。在戒烟过程中，常常会出现所谓的"戒断综合征"，表现为生理依赖和心理依赖。

所谓生理依赖，即是在长期吸烟后，一旦停止吸烟，将发生一系列具有特征性的、令人难以忍受的症状与体征。很多吸烟者在戒烟后的一定时间内，会出现易激惹、焦虑、坐立不安、注意力集中困难、失眠、心率降低、睡眠紊乱、体重增加等现象，这些均为停止吸烟后的戒断症状。

所谓心理依赖，俗称"心瘾"，表现为对吸烟的强烈渴求。吸烟后出现欣快感和松弛宁静感，可以满足心理需要，戒烟后则会产生难以忍受的痛苦和折磨，故只得继续吸烟。

对于轻度的烟草依赖者，可以通过自身的意志力而成功戒烟。与此同时，戒烟也有很多"窍门"。

首先，要充分认识到吸烟的危害。可以提醒自己，如果因为吸烟而患上癌症，将怎样尽自己为人子女、为人父母、为人丈夫或妻子等角色的责任，而且，如果因为吸烟而丧失了健康甚至生命，又怎样能对得起自己"仅有一次机会"的人生呢，有了这样的想法，就不会缺少戒烟的动力了。

其次，要抵御每一支烟的诱惑。很多反复尝试戒烟的人都有这样的经历，自己已经戒了几天或一段时间，当周围的同事和朋友热情地邀请自己吸上一支烟时，认为不会对"戒烟大计"产生

6. 多次戒烟都失败后该怎么办

多大的影响，可结果是，今天复吸了一支，明天就会复吸两支，以后越来越多，吸烟量逐渐恢复，甚至较以前更多。这样的结果不但意味着这次戒烟失败，还严重打击了再次戒烟的信心，所以，应该像拒绝毒品一样，坚定地拒绝每一支烟。

再次，受到吸烟诱惑时要转移注意力。当情绪受到困扰时（如感到焦虑、生气、无聊、孤单和忧郁）自然而然就会想去吸烟，此时应先让自己放松，做深呼吸或默想，练瑜伽、打太极、听音乐、看电视等都能够帮你松弛肌肉。此时多与关心你、愿意听你倾诉的人交谈，分担你的压力和困扰，也是克服再次吸烟的有效办法。

需要指出的是，对于较严重的烟草依赖者，则需要求助于医院的戒烟门诊（多隶属呼吸内科），在专科医生的指导下，制订戒烟计划，接受戒烟指导，必要时可以使用戒烟药物进行治疗，以摆脱对烟草的依赖。

戒烟药物有哪些？会对身体造成伤害吗

目前临床上常用的戒烟药物有以下三类。

（1）尼古丁替代剂：是以非烟草的形式，如贴剂、咀嚼胶、喷鼻剂、吸入剂、舌下含片等，提供类似于从烟草中获得的尼古丁，但剂量要小得多，这类药物能有效控制戒烟所引起的不适症状。尼古丁贴剂主要有16小时和24小时两种类型。选择躯干或四肢清洁、干燥、无毛、无伤口部位，撕去尼古丁贴片保护纸，迅速将之粘贴到相应的部位，在规定的保留时间过后，撕下旧的贴片，在粘贴新贴片时要换取不同的部位。标准疗程一般为12周，治疗时间不要超过6个月。尼古丁贴剂的不良反应主要为皮肤贴处的轻度瘙痒。美国食品药品管理局（FDA）于1984年批准尼古丁咀嚼胶上市，1995年批准为非处方药。剂型有2毫克/片和4毫克/片两种。可以根据患者对尼古丁依赖程度来选择咀嚼胶的规格。尼古丁依赖程度低者使用2毫克/片规格咀嚼胶，尼古丁依赖程度高（吸烟量大于20支/天）或者早期使用2毫克/片规格咀嚼胶治疗失败者，应使用4毫克/片规格咀嚼胶。

使用咀嚼胶的不良反应主要包括恶心、下颌关节酸痛、消化不良、打嗝等，但大多比较轻微；优点是使用者能自行控制剂量并代替吸烟时的口感。

（2）伐尼克兰：是一种可部分模拟尼古丁兴奋刺激作用的新型戒烟药，能够有效控制戒烟所引起的不适症状，并能减轻戒烟者对吸烟的渴望，可以有效防治戒烟后复吸，对一些严重烟草依赖者的疗效也较好。伐尼克兰是近几年内上市的一种用于帮助成年烟民戒烟的戒烟药，可以减轻烟瘾和戒断症状，并可以减少吸烟时的满足感，从而减少复吸的可能性。伐尼克兰一般在戒烟之

7. 戒烟药物有哪些？会对身体造成伤害吗

前1～2周开始使用，疗程12周，也可以再治疗12周，同时考虑减小剂量。

不良反应主要包括失眠、恶心、胃肠胀气及便秘等，大多数比较轻微，少数表现较重者，可以由医生对症治疗。

（3）抗抑郁剂盐酸安非他酮：可以有效控制戒烟过程中可能会产生的抑郁情绪。盐酸安非他酮是一种具有多巴胺能和去甲肾上腺素能的抗抑郁剂（口服药），1997年被用于戒烟。一般至少在戒烟前一周开始服用，疗程为7～12周，使用方便，不含尼古丁。

不良反应主要有口干、易激惹、失眠、头痛和眩晕等。盐酸安非他酮禁止用于癫痫患者、并用单胺氧化酶抑制剂者、厌食症或不正常食欲旺盛者。对于尼古丁严重依赖的吸烟者，联合应用尼古丁替代治疗可使戒烟效果更加明显。

要指出的是，戒烟除了借助药物的帮助外，更需要心理和行为的调整，只有采取综合的方法，才能成功戒烟。

8 大气污染与肺癌有关，该怎么办

大气污染的来源多种多样，与肺癌关系最为密切的大气污染主要有工业废气和汽车尾气。对于工业废气，城市设计和管理者已经考虑到这一因素的影响，并采取了措施，例如，将重污染企业搬离人群密集的中心城区，将工厂规划在居住区的下风向，以及采取科学方法减少有害气体的排放等。对于汽车尾气，政府部门已经在不断地提高限制汽车尾气排放的标准，而我们自己则可以采取适当减少在汽车密集的街道上过多停留的方法来少受其害；当然，鼓励大家尽量少开车、开环保的车，则是从源头上解决问题的办法。

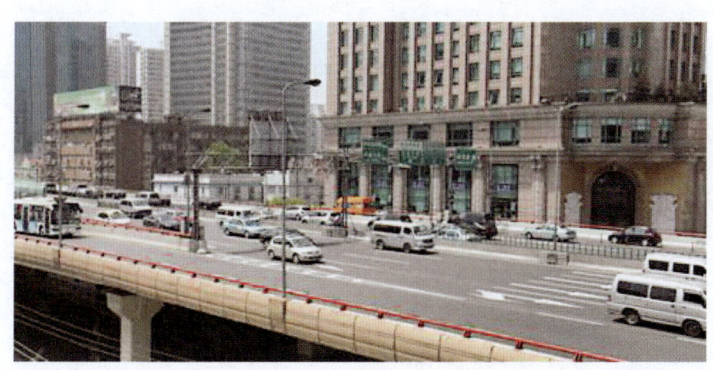

城市室外主要污染源——汽车尾气

根据气象部门提供的"空气污染指数"来安排出行，也是一种好的习惯。"空气污染指数"是根据空气中可吸入颗粒物（PM）、臭氧（O_3）、二氧化氮（NO_2）和二氧化硫（SO_2）等常见污染物的浓度来综合计算所得。尤其是空气中直径小于或等于2.5微米的颗粒物，称为可入肺颗粒物，即PM2.5。这些颗粒物一旦被吸入肺泡，较难被清除出人体，是造成肺部危害的重要因素。

8. 大气污染与肺癌有关，该怎么办

在严重污染的环境中，戴上一个普通的口罩，简单易行，却能显著减少吸入污染物的量。当然，如果确定周围的环境有较高浓度的污染物，如刚刚浇灌的柏油路上、汽车修理场内等，或需要在污染的环境停留较长的时间，戴上一个能够过滤PM2.5的专业口罩，则更加有效。当然尽早离开严重污染的环境则更为重要。

> **小贴士**
>
> ### 口罩的分类
>
> 日常使用的口罩大多数是空气过滤式口罩，主要分为外科口罩（医用口罩）和防尘口罩（工业用口罩）两种。口罩中间的滤网分为"N""R"和"P"三种，分别代表非耐油、耐油和防油。前两者的使用时限为8小时，第三种无使用时限。按照滤网的过滤效率，又可将口罩分为"95等级""99等级"和"100等级"，分别代表最低95%、99%和99.97%的过滤效率。
>
> 需要指出的是，外科口罩仅可过滤30%的颗粒物，在空气污染时佩戴N95、R95或P95甚至更高过滤级别的口罩才会起作用。

PM2.5和PM10是什么关系？哪种危害更大

PM2.5是指环境空气中直径小于或等于2.5微米的颗粒物，PM10是直径小于或等于10微米的可吸入颗粒物。从定义上可以看出，PM2.5是PM10的一种，它们是包含关系，PM2.5一般占PM10的70%左右。

PM10能够进入上呼吸道，但部分可通过痰液等排出体外，另外也会被鼻腔内部的绒毛阻挡。但PM2.5的直径还不到人的头发丝粗细的1/20，由于PM2.5粒径小，相对而言表面积大，容易附带重金属和微生物等有毒、有害物质，且在大气中停留的时间长、输送距离远，易于进入人的肺泡并沉积下来。

PM2.5在肺泡上沉积后，会干扰肺部的气体交换，损伤肺泡和黏膜，引起肺组织慢性纤维化，导致肺心病，加重哮喘，引起慢性鼻咽炎、慢性支气管炎等一系列病变，甚至还可以通过支气管和肺泡进入血液，其中的有害气体、重金属等溶解在血液中，对人体组织和器官造成不良的影响。更令人头痛的是，由于PM2.5的粒径小，用平常的口罩和空气净化器无法有效隔绝。因此，PM2.5对人体的危害更甚。

虽然目前并没有专门的研究说明PM2.5与肺癌发病的关系，但流行病学数据告诉我们肺癌的发病率是随着工业化程度的加快而不断升高的，这从一个侧面说明了主要由工业化带来的大气污染对于肺癌发生起到了不良的作用。

10 哪些措施可以改善家居环境中诱发肺癌的空气污染

家居环境中可诱发肺癌的空气污染主要有两大来源：一是装修材料，二是油烟。

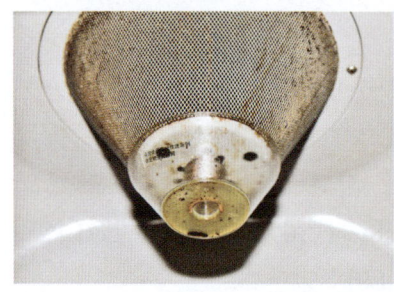
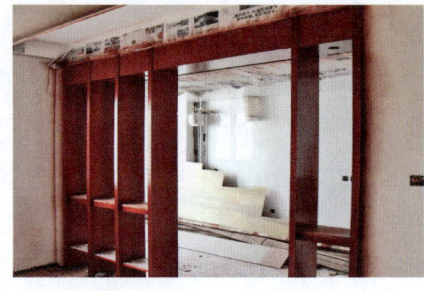

室内主要污染源——油烟和装修材料

（1）装修材料：在住进新装修的房屋之前，对其进行尽可能长时间的通风，使涂料、油漆中的有害物质充分挥发排出，这是很多人已知可避免得癌症的有效方法。另一个行之有效的办法是，在保障安全的前提下，间断地在新装修的房屋内使用取暖加热设备提高室内的温度，可以加速新墙壁、新家具等物体内有害物质的挥发和排出。

（2）油烟：家居环境中另一个可造成肺癌的"杀手"则是烹饪散发的油烟。有研究表明，长期、大量吸入的油烟容易沉积在通气状态较好的上肺，对于诱发肺癌具有一定作用。当然，对于"油烟"这个"杀手"，也不必过于恐慌，良好的排烟和通风措施可大幅减少油烟的危害。

11 哪些慢性肺部疾病容易伴发肺癌

统计学资料表明，一些慢性肺部疾病，如慢性支气管炎、慢性阻塞性肺病、肺结核、间质性肺病、矽肺、尘肺等患者，在反复慢性炎症破坏和瘢痕修复的情况下，发生肺癌的概率比肺部健康者发生肺癌的概率有一定程度的增大。

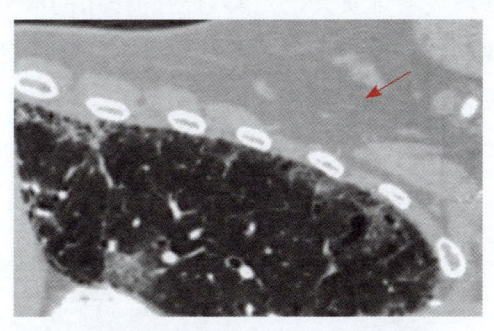

1例间质性肺病患者新发生左上肺癌

由上述慢性肺部疾病进展至肺癌的病例在临床上经常可以见到。一些慢性支气管炎、慢性阻塞性肺病、间质性肺病、矽肺、尘肺的患者，在长期咳嗽、咳痰、气喘的基础上，新出现咯血的症状，或新出现类似"金属撞击"的高调清脆的咳嗽声音，或既往可有效控制的治疗方案不再能有效控制目前病情的时候，都提示可能出现了新的病变，其中就包括肺癌；在一些既往患有肺结核，且在肺部留下陈旧性瘢痕的患者，就存在出现所谓"瘢痕癌"的可能，并且统计学资料发现，这些"瘢痕癌"的病理类型大多是恶性程度较高的"腺癌"。

因此，对于上述慢性肺部疾病的患者，提高防病意识，定期进行针对肺癌的筛查，争取早诊、早治，尤为重要。

12 已被证实可以降低患肺癌风险的食物有哪些

随着我国癌症患者发病人数的不断上升,以及人们对癌症"与日俱增"的恐慌、对健康日渐提升的渴望,如何防癌、抗癌日益受到人们关注,而食用哪些食物可以降低癌症的发生,则成了人们茶余饭后最为关心的话题。

目前已经被业界证实并确定具有防癌作用的成分是β胡萝卜素,多食用富含β胡萝卜素的蔬菜和水果可以降低得肺癌的风险。常见富含β胡萝卜素的蔬菜和水果有胡萝卜、番茄、菠菜、韭菜、芹菜、竹笋、大辣椒、香菜、芒果、木瓜、柠檬、石榴、橙子、柑橘、菠萝、柿子等。

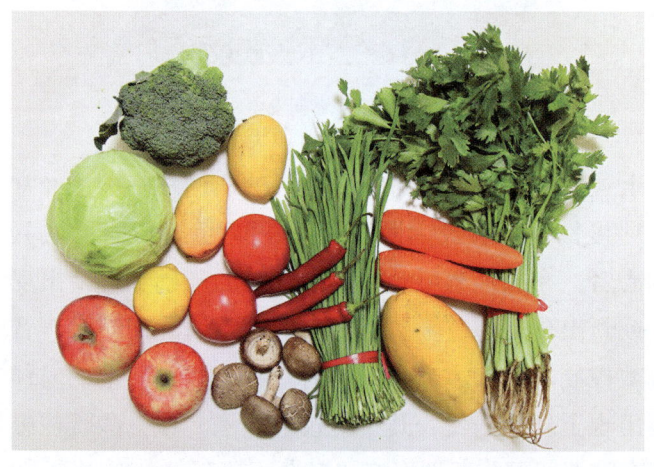

进食富含β胡萝卜素的蔬菜和水果可降低患肺癌的风险

在这里需要特别指出的是,在饮食方面,应遵循均衡和多样的原则,不宜因为某种或某几种食物可能有防癌、抗癌的效果,就长期、单一、大量地食用,这种做法过犹不及,甚至对身体有害。

13 如何处理职业环境与肺癌的关系

在全球范围内,所有癌症中的19%是由包括工作环境在内的环境因素引起的,每年大约导致130万人死亡。世界卫生组织国际癌症研究机构将107种物质、合剂及暴露环境归类为人类致癌物。

目前公认与肺癌有关的特殊物质有石棉、砷、铬、镍、铍、煤焦油、芥子气、铀、镭等。

除多年前曾用于建筑的石棉材料外,上述物质在我们的日常工作环境中一般很少出现,而在可能会出现上述物质的采矿、冶炼等行业中,只要加强管理和监督,做好严格的防护,也是可以免受其害的。

(1)加强管理:加强对工矿企业的职业卫生监督和管理,企业应定期检测工作环境中有害物质的浓度。

(2)减少接触:提高生产过程中的机械化、密闭化和自动化程度,改善生产工艺,减少与致癌物的接触。

(3)加强个人防护:定期进行职业性体格检查,建立健康档案等。

(4)加强特殊职业防护:某些特殊职业可能接触到致癌物的风险较高,如从事核工业相关人员,从事放射线相关人员等。对该类人员需要更加重视职业防护。

14 亲属得了肺癌，家庭其他成员也会得肺癌吗

临床上常常有患者或家属会问到这样的问题，这也是很多肺癌患者和家属都十分关心的问题。研究表明，由于基因遗传的关系，子女可能会遗传、继承父母的某些突变基因，会导致肺癌发生的危险性升高。肺癌患者的一级亲属患肺癌或其他肿瘤的危险性较普通人要高2～3倍，也就是说，如果一个人的父母或亲兄妹得了肺癌，其本人患肺癌的可能性会增大。

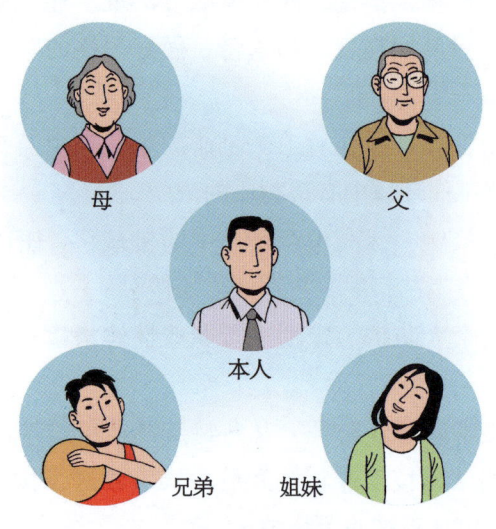

一级亲属关系图

但需要指出的是，这一风险增加的倍数是基于大规模人群调查得出的平均数字，对于具体某一个人而言，并不一定就会增加这么多的风险，所以即使一级亲属得了肺癌，也不必过于恐慌，但需要进行定期体检筛查，最好是每年进行1次。

15　肺癌会传染吗

所谓的传染，一般是针对传染性疾病而言，简单地说，就是某种疾病从一个人身上通过某种途径传播到另一个人身上。但这类疾病是由病原体引起的，引起疾病的病原体可以在人与人、动物与动物，或人与动物之间相互传播，进而造成疾病的传播和流行。传染之所以能够发生，必须同时具备三个条件，即传染源、传播途径及易感人群，三者缺一不可。临床资料证明，癌症并不是由某种病原体感染导致的疾病，癌症患者本身也不是传染源。

以往，大家一直都认为"肺病"具有传染性，这个"肺病"一般是指肺结核。肺结核是由结核菌感染引起的经呼吸道传播的疾病，而肺癌与肺结核不同，肺癌的发生及转移与基因、有害物质暴露、新生血管等诸多机制有关，是一种在多种不同致癌因素作用下，局部组织的某一个细胞在基因水平上失去对其生长的正常调控，导致其克隆性异常增生的恶性肿瘤。

咳嗽、咳痰、咯血是肺癌常见的症状，肺癌患者的痰液中的确可能存在癌细胞，虽然癌细胞在患者体内能够到处扩散或转移，但它不会像细菌和病毒那样，从一个人传染给另一个人，经痰液排出的癌细胞由于痰液水分蒸发等原因，会迅速变性、坏死，即使新鲜的痰液，要使癌细胞在体外生长、繁殖，也需要给予各种营养和特定的条件。目前的医学研究结果表明，癌细胞是不会借着痰液或唾液传播感染的。与肺癌患者一同进食也不会被传染而得肺癌。

因此，我们呼吁，不应"歧视"肺癌患者，可以多接近这些需要大家帮助的人，使他们增强自信，战胜疾病。

16 肺部的肿瘤都是肺癌吗

首先需要明确的是，肺癌是起源于支气管上皮的恶性肿瘤。肺部的良性肿瘤，如肺纤维瘤、肺错构瘤、肺内畸胎瘤、肺透明细胞瘤等，虽然也常表现为肺部的肿块，但不属于本书中所讨论的"肺癌"。不过，肺部的良性肿瘤相对比较少见。

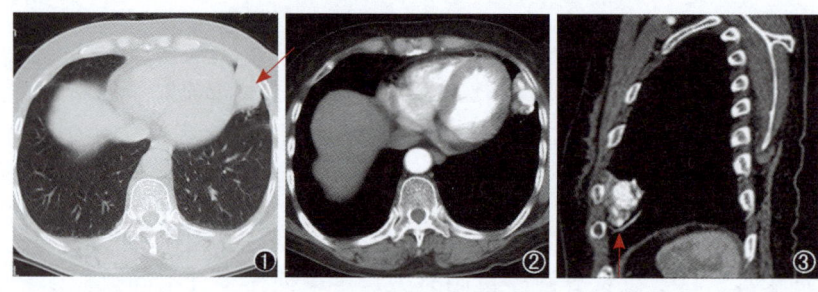

一例肺血管外皮瘤的CT片

在所有的肺部恶性肿瘤中，肺癌占95%～98%，其他肺部恶性肿瘤，如肺恶性淋巴瘤、肺恶性纤维组织细胞瘤、肺纤维肉瘤、肺平滑肌肉瘤、肺肉瘤样癌、肺血管源性肿瘤、肺母细胞瘤、肺横纹肌肉瘤、肺黏液肉瘤、肺黑色素瘤、肺恶性神经鞘瘤等，均相对少见。

除原发于肺部的恶性肿瘤之外，其余部位原发的恶性肿瘤也可能通过血液转移到肺部，形成所谓的"转移性肺癌"。因为其治疗方案与原发于肺部的恶性肿瘤完全不同，从某种意义上说，"转移性肺癌"也不是通常所说的"肺癌"。

17 肺"磨玻璃样结节"是肺癌吗

肺磨玻璃样结节是二十多年前提出的一个影像学名词，是指在CT上淡薄如云絮状略呈高密度的阴影，通常直径小于3厘米。通俗地讲，就像是在肺上遮了一小块磨砂玻璃，让你既能看到里面的东西，又看得不是很清楚。其本质是具有相同或相似影像学表现的一组疾病，包括肿瘤和非肿瘤病变。

正因为肺磨玻璃样结节常常与肿瘤相关，所以容易造成人们的恐慌。事实上，肺磨玻璃样结节并不能与肿瘤相等同。

目前对于肺磨玻璃样结节的认识已经比较清晰，可以是肺部的良性疾病（如肺炎、局部出血），或癌前病变（如非典型腺瘤样增生），也可能是肺癌（如原位腺癌、浸润性腺癌）。肺磨玻璃样结节的危害与其性质密不可分，对于良性疾病所引起的肺磨玻璃样结节多不需要特别处理，可随访或针对原发病进行治疗。但对于肿瘤病变，则需要密切随访或尽快手术切除，以免肿瘤进展而导致严重后果。

明确肺磨玻璃样结节性质的"金标准"是病理学诊断，其前提是对病灶进行手术切除或穿刺活检。当然，除了手术或穿刺这类有创性方法之外，临床医生和影像医生还可以通过CT上结节的表现来判断肺磨玻璃样结节的良恶性，例如结节有多大、密度是否均匀、边界是否清晰、对周围的结构是否有影响、与血管和支气管的关系等。国际上最新指南建议根据肺磨玻璃样结节的性质和大小选择相应的处理方法，如活检、手术或是CT复查，指南还包括CT复查的频率和持续时间等内容。当然，具体的处理方法还需要根据病灶的情况和患者的意愿进行选择。

18 发现"磨玻璃样结节"该怎么办

体检或无意中发现肺磨玻璃样结节时,过分的恐慌和麻痹大意都是不可取的,建议如下。

(1)**正确认识,不惊慌**:肺磨玻璃样结节是一组疾病的影像学表现,不可简单地认为就是肿瘤。即使是肿瘤,其增长也需要一定的时间。一般来说,肺癌需要1~2年的时间才能够长到1厘米。而1厘米的肿瘤在早期发生转移的机会是很小的,给医生和患者留下了足够的时间来观察它的变化。

(2)**认真对待,不麻痹**:由于肺磨玻璃样结节往往不会带来任何不适,所以容易让人掉以轻心。这里需要指出的是,肺磨玻璃样结节有肿瘤的可能,有必要提高警惕,进行合理的处理和必要的随访。如果肿瘤的可能性较大或是在随访过程中出现了肿瘤的迹象,及时的手术能够阻断肿瘤的进程,避免肿瘤进展到无法根治的阶段。

(3)**聪明就医,不折腾**:在发现肺磨玻璃样结节后,许多患者喜欢多方求医,综合不同医生的意见,其实这个方法未必可取。首先,肺磨玻璃样结节是一个影像学的表现,对于病变的性质,即使是非常有经验的医生,也不可能做出100%正确的判断,需要根据治疗、随访过程中的变化来协助判断。某种程度上,同一个医生的连续观察随访可能更为重要。其次,肺磨玻璃样结节的病变往往不大,普通的CT片可能会遗漏许多重要信息,要想反映出病变的全貌,需要进行薄层CT扫描,甚至是进行各种影像学重建,而这些内容在医院出具的CT片中未必能够全面反映,需要依赖医院的影像阅片系统。因此,在同一个医院的阅片系统上对CT片进行前后对比更加有意义。

19 肺癌有哪些类型

在临床上，一般以形成肺癌组织的癌细胞的病理特征来区分肺癌的类型，可以分为非小细胞肺癌和小细胞肺癌，前者又包括肺腺癌、肺鳞癌、大细胞肺癌等。非小细胞肺癌和小细胞肺癌两者相比，在生物学特点、诊断指标、分期方法、治疗方案等诸多方面都是有很大不同的。

根据最新的调查统计数据，在所有肺癌中，肺腺癌约占40%，肺鳞癌约占30%，大细胞肺癌约占10%，小细胞肺癌约占20%。

除以上四种常见的病理类型外，尚有腺鳞混合癌、肉瘤样癌、类癌、唾液腺型癌等相对少见的病理类型。

另外，根据肺癌病灶生长的部位，可以分为"中央型"肺癌和"周围型"肺癌。前者生长于"段或者段以上"的较为粗大的支气管，后者生长于"段以下"的较为细小的支气管。通俗地说，"中央型"肺癌更靠近人体的中线，而"周围型"肺癌生长于离人体中线较远的位置。

一般而言，肺鳞癌和小细胞肺癌大多是"中央型"，肺腺癌和大细胞肺癌大多是"周围型"。然而，这也不是绝对的，理论上，每种病理类型的肺癌都可以生长于支气管和肺组织的任何部位。

20 肺腺癌有哪些特点

近年来,肺腺癌的发病率上升明显,已成为发病率最高的肺癌类型,约占所有病理类型肺癌的40%。肺腺癌多见于女性,常常在出现恶性胸腔积液或远处转移之后才表现出症状。

肺腺癌的恶性程度相对较高。肺腺癌细胞的倍增时间为120～180天,通俗地说,就是肺腺癌细胞在体内增加一倍的数量,例如由100个增加为200个,需要4～6个月的时间,这一倍增时间在四种常见病理类型的肺癌中是"最慢的"。因此,临床上见到的大多数肺腺癌病灶都比较小。但是,肺腺癌细胞具有高度的转移特性,常常在肺部还只是一个很小的病灶时,已出现了全身多处的转移,这就是临床上常说的"小腺癌,大转移"。

近年来,肺腺癌的发病率上升明显,已成为发病率最高的肺癌类型。肺腺癌的治疗方案包括手术、化疗、靶向治疗、放疗等多种方法。

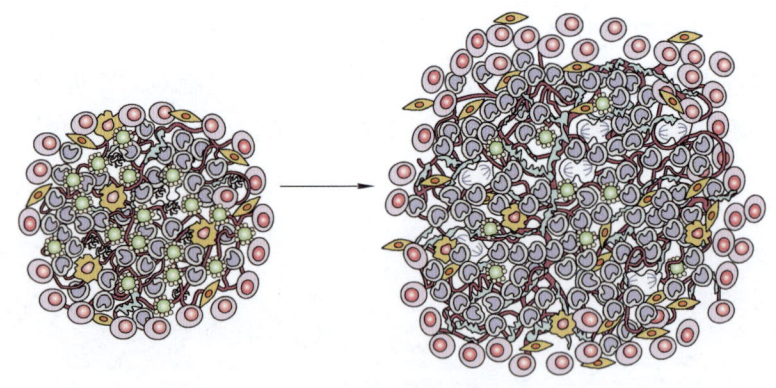

肿瘤细胞倍增示意图

21 肺鳞癌有哪些特点

肺鳞癌曾经是肺癌中最常见的类型，自20世纪70年代中期到90年代期间，肺鳞癌的发病率保持稳定甚至有所下降。近年来肺腺癌的发病率上升速度明显高于肺鳞癌，肺鳞癌已居于第二位，约占所有病理类型肺癌的30%。肺鳞癌在男性患者中较为多见，这与吸烟密切相关，90%以上的患者有长期吸烟史。

总体而言，肺鳞癌大多起源于较大的支气管，常为中央型肺癌。肿瘤常侵犯支气管黏膜，易脱落，可经痰脱落细胞学检查而被早期发现。肺鳞癌的恶性程度相对肺腺癌要稍低一些，进展也相对较慢，出现转移的时间也相对较晚。

肺鳞癌细胞的倍增时间为75～90天，即需要2.5～3个月的时间，肺鳞癌细胞的数量可增多一倍。相对肺腺癌而言，由于肺鳞癌进展相对较慢、转移时间相对较晚，所以获得手术切除的机会要多一些，但肺鳞癌对放疗和化疗不如小细胞未分化癌敏感，有效的化疗药物和方案要少一些。

小贴士

痰脱落细胞学检查是肺鳞癌诊断的重要手段之一。痰液标本质量的好坏直接影响诊断的准确性。在咳嗽留取痰液标本时要注意几个小问题：先要用清水漱口，咳去咽喉部的积痰后用力深咳，咳出痰液后应及时送检，避免细胞自溶。痰脱落细胞学检查的阳性率与及时送检和送检次数有一定的关系。

22 大细胞肺癌有哪些特点

大细胞肺癌的发病率不高，约占所有病理类型肺癌的10%。在四种病理类型中，大细胞肺癌所占的比例最低。

大细胞肺癌好发于吸烟的男性，患者的年龄相对较大。多为周围型肺癌，肿瘤可以长得很大，显微镜下癌细胞也比较大，故称为大细胞肺癌。

大细胞肺癌恶性程度较高，癌肿组织常有出血坏死倾向，很早就可以发生淋巴转移和血行转移，但其转移的能力要略低于小细胞肺癌。癌细胞的倍增时间为80～120天，即需要3～4个月的时间，大细胞肺癌细胞的数量可增多1倍。由于肿瘤多生长在肺部的周边，很容易发生局部侵犯，破坏局部组织和邻近器官。

一般来说，大细胞肺癌的病程多较凶险，预后不佳。

小贴士

肺癌细胞的倍增时间具有重要的提示意义：如果一个肺部的病灶在短期内（例如1～2周）迅速增大了1倍，则提示这个病灶是肺癌的可能性较小，炎症的可能性较大；如果在肺部发现了一个直径为1厘米的病灶，则提示其从癌变以来，至少也已经经历了1～2年的时间；肺癌需要很长的时间才能倍增到病灶直径大小为1厘米，1厘米直径大小的病灶在早期发生转移的概率是相对较小的，这就留给我们很多的时间和机会去早期发现和治疗。因此，定期进行正规的体检是非常必要的。

23 小细胞肺癌有哪些特点

小细胞肺癌是临床中比较常见的一种肺癌类型，约占所有病理类型肺癌的20%，恶性度高，易复发和转移。

小细胞肺癌患者的发病年龄较其他几种类型略小，平均为40～50岁，与吸烟、职业致病等较为密切。

小细胞肺癌细胞的倍增时间约为30天，即仅需1个月的时间，小细胞肺癌细胞的数量即可增多1倍，在四种常见的肺癌类型中，这是"最快的"。小细胞肺癌由于多生长于较大的支气管，咳嗽、痰血及肺部感染等较为常见，发展迅速，侵袭能力较强，发生远处转移较早，常转移至脑、肝、肾、肾上腺、骨等部位。因此，小细胞肺癌具有"生长快，转移快"的特点。

在四种肺癌类型中，小细胞肺癌对化疗、放疗的有效率最高，但在一定时间以后，可能会对原来有效的化疗药物和方案耐药。对于大多数小细胞肺癌患者，医生会建议予以化疗为基础的综合治疗。

近30年来，针对小细胞肺癌化疗方案的研究一直未能取得显著的进展。目前采用的针对小细胞肺癌的一线化疗方案与30年前所采用的一线化疗方案是完全相同的，因此，小细胞肺癌的治疗效果也一直停步不前。可喜的是近5年，随着免疫治疗在肺癌治疗领域如火如荼的应用，小细胞肺癌的治疗也在免疫治疗的"东风"下有了新的进展，目前的数据表明，在晚期小细胞肺癌一线治疗的时候，在化疗的基础上联合免疫治疗，会有更好的疗效，目前已经在小细胞肺癌患者的一线治疗中有了广泛的应用。

24 大细胞神经内分泌癌有哪些特点

大细胞神经内分泌癌是肺癌的一个罕见且特殊的类型，由Travis医生等在1991年的时候提出。其在整个肺癌中所占的比例非常低，大约为3%。

这类肿瘤虽然罕见，但其恶性程度高，治疗棘手，预后差，目前仍是临床治疗相对困难的病理类型。其病理特点是肿瘤细胞大，胞质丰富，常见大面积坏死，并且有神经内分泌功能。

大细胞神经内分泌癌好发于重度吸烟的高龄男性，常缺乏特异性的临床症状，如咳嗽、咯血、难治性阻塞性肺炎少见；有时患者以无症状结节或胸痛、类似流感症状、呼吸困难、盗汗等非特异性症状就诊；容易出现淋巴结转移和远处转移。即便是早期的大细胞神经内分泌癌，接受了根治性的手术切除后，也容易出现复发和转移，5年生存率较低。

在内科治疗方面，目前仍然没有标准的治疗方案，往往参照小细胞神经内分泌癌的方案进行治疗，无论是辅助治疗还是晚期的姑息治疗，疗效均差强人意。

近些年，针对大细胞神经内分泌癌的分子机制进行了一些研究，发现这类肿瘤在基因层面与其他类型的肺癌不同，期待未来有更多的研究结果为这类肿瘤患者找到更好的治疗手段。

25　肺肉瘤样癌有哪些特点

肺肉瘤样癌是一类罕见的肺癌，占肺癌总发病率的0.1%～0.5%，具有高度异质性，且恶性程度较高，常见于老年、男性、重度吸烟患者。

肺肉瘤样癌的恶性程度很高，大约70%的患者就诊时已为局部晚期或远处转移，无法手术切除。在既往以化疗为主的时代，肉瘤样癌接受化疗的疗效要逊于其余病理类型的肺癌；在免疫治疗时代，同样没有看到免疫治疗对肉瘤样癌有好的疗效。

上帝关上一扇门的时候，往往会留下一扇窗。对肺肉瘤样癌的患者而言，这扇窗就是靶向治疗。在肺肉瘤样癌患者中，有一个既往大家不是很了解的靶点——肝细胞样生长因子受体（HGFR），又称为MET，后者是目前肺癌治疗领域"火热"的新靶点。在肺肉瘤样癌的患者中，*MET*突变率最高可达31.8%。

MET这个靶点非常有意思，其异常可以表现为多种形式，包括蛋白质过表达、基因扩增和14外显子跳跃突变，目前认为14外显子跳跃突变是更好的疗效预测因子。

现有的临床数据显示，对于*MET* 14外显子跳跃突变的肺肉瘤样癌患者而言，使用MET抑制剂赛沃替尼有非常好的临床疗效，50%左右患者的肿瘤都能够明显缩小。

其余针对MET这个靶点的靶向治疗药物也在MET阳性的非小细胞肺癌患者中进行了研究，期待未来针对这一靶点能够使用的药物会更加多样。

26 什么是肺癌的"驱动基因"

"驱动基因"是近年来在肿瘤学界新推出的概念,是指那些对肿瘤的发生、发展起到关键"驱动"作用的基因。当驱动基因突变后,就可以把癌细胞"驱动"起来,是肿瘤发生的"元凶"。目前,已经鉴定出的肺癌驱动基因有 K-RAS、EGFR、HER-2、BRAF、PI3K、NTRK、NRAS 突变,以及 EML4-ALK 融合和 MET 扩增等,这些驱动基因的突变可以解释70%以上肺癌患者的发病机制,但仍有少数肺癌患者的驱动基因不明,需要更深入的研究来发现。

总体而言,不同临床特点的肺癌患者的驱动基因是不同的,最显著的驱动基因区别介于四种临床特点的肺癌患者,分别是"吸烟的肺腺癌患者""不吸烟的肺腺癌患者""吸烟的肺鳞癌患者"和"不吸烟的肺鳞癌患者"。例如,约60%不吸烟的肺腺癌患者的肺癌发生是由表皮生长因子受体(EGFR)基因驱动的。

针对不同的肺癌驱动基因,科学家已经开发出针对性的治疗药物。例如,针对 EGFR 基因,已经开发出酪氨酸激酶抑制剂(TKI),如厄洛替尼、吉非替尼、埃克替尼、阿法替尼、奥希替尼、伏美替尼、阿美替尼等;针对 K-RAS 基因,已经开发出司美替尼;针对 EML4-ALK 融合基因,已经开发出克唑替尼、布加替尼、阿来替尼、色瑞替尼、劳拉替尼等。采用针对性的治疗药物和方案,可以"更精准地打击"肺癌细胞,取得相对最佳的疗效。

目前,在国内很多大型综合性医院及专科医院,已经能开展上述部分甚至全部肺癌驱动基因的检测,这使得为肺癌患者提供个体化的"最佳"治疗方案变得越来越具有可行性。

27 驱动基因一定要检测吗？有何意义

刚才提到了驱动基因，那么驱动基因是否一定要检测呢？这个问题应该从两个角度去考虑。单纯从治疗的角度来看，医生当然希望掌握更丰富的肿瘤信息，即使这些信息在现阶段未必能够对治疗的选择提供参考意义，但后续可以根据这些信息与患者的预后进行分析，从而挖掘出这些信息背后的价值。但是从经济的角度来看，目前这些驱动基因的检测无论使用哪种方法，价格都比较昂贵，在对治疗没有特殊指导意义的情况下，全面检查这些基因会给患者带来不必要的经济负担。

因此，目前在临床上通行的做法是将已经有相应治疗药物的靶点优先检测，而其余的靶点不做常规检测，仅在临床研究或探索性研究中考虑行其他驱动基因的检测。具体而言，根据国内外的指南，现阶段建议所有非小细胞肺癌患者进行 *EGFR*、*ALK*、*ROS1*、*BRAF*、*NTRK*、*MET* 和 *RET* 检测以确定是否有机会使用相应的靶向药物。除上述靶点之外，其余靶点同步进行检测，既是我们临床常用的"大 Panel"检测，也是指南所推荐的，因为这能够给免疫治疗提供有价值的信息。

从现阶段的临床证据来看，有驱动基因对患者来说是一件好事。首先，有突变意味着多了一种治疗药物，现在越来越多的临床数据和治疗病例告诉我们，有基因突变的患者只要接受了相应的靶向治疗，不管是肺癌控制的比例、控制的时间，还是患者的生存时间均有大幅度增长。其次，一个非常有意思的现象是，有基因突变的患者即使不接受靶向治疗，单纯接受化疗，起效的可能性也远远高于没有基因突变的患者。常见的 *EGFR* 突变患者接受化疗起效的概率大约是无基因突变患者的2倍，*ALK* 基因突变患者接受化疗起效的概率大约是无基因突变患者的3倍。

28 肺癌是"不治之症"吗

多年以来，人们"谈癌色变"，但研究表明，随着医学诊疗水平的不断进步和发展，1/3的癌症可以预防，1/3的癌症可以通过早期正确的诊断和治疗而痊愈，1/3的癌症可以通过相对最佳的治疗而减少痛苦，延长生存期。

其实，在人类与疾病的抗争史上，有很多原本的"不治之症"已经被完全消灭，或已经可以被有效治愈。例如，1979年10月26日，人类宣布消灭了"天花"；在目前，现代医学已经能够较好地治愈很多肺结核患者。

近年来，随着科学家对肺癌发病机制认知的不断深入，大量新药物、新技术、新疗法开发成功并投入使用，已使得肺癌患者的生存期显著延长，甚至使大量患者获得了较长期的生存。因此，许多专家认为，癌症已经不是"不治之症"了。2006年，世界卫生组织（WHO）正式将肿瘤定位为"可控的慢性疾病"，无疑将使肿瘤的防治发生革命性的变化。

科学家正在努力研究开发出更多高效、低毒的药物和方案，并控制肺癌对这些药物和方案的耐药，使得肺癌患者能够高生活质量地长期生存。期望在不久的将来，肺癌可以尽可能地被完全治愈，或成为一种与"高血压""糖尿病"类似的慢性病。

跨入21世纪以来，肺癌的治疗药物有了翻天覆地的变化，靶向治疗已经大大改善了有驱动基因突变肺癌患者的预后，而针对没有驱动基因突变的患者，免疫治疗的横空出世也大大改善了预后，已有相当一部分的患者可以通过免疫治疗达到长期生存的目标。

抗癌必修课
肺癌

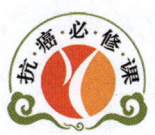

诊断课

29 肺癌如何区分早期和晚期

正确的分期和病理学诊断不仅是制订肺癌治疗计划的基础，而且是预后的决定性因素。目前国内外对肿瘤的分期普遍采用的是国际肺癌研究会（IASLC）所制订的TNM分期法，并根据最新的研究结果，不断地修订和完善这一分期法。

在肺癌患者接受完善的检查后，主要根据三个重要参数的情况来判定肺癌大体属于早期还是晚期，这三个参数分别是"肺癌原发病灶的大小、位置及对周围组织和器官的侵犯情况（英文简写为T）""局部淋巴结的转移情况（英文简写为N）""是否出现了远处转移（英文简写为M）"。基于T、N、M三个参数的状态，形成了TNM分级系统。

T的分级包括1、2、3、4；N的分级包括0、1、2、3；M的分级包括0、1、X（即未确定是否有转移）。根据患者不同的TNM分级状态，即TNM三个参数的不同组合，如$T_2N_0M_0$、$T_4N_3M_1$等，可进一步评定为ⅠA（1A）期、ⅠB（1B）期、ⅡA（2A）期、ⅡB（2B）期、ⅢA（3A）期、ⅢB（3B）期、Ⅳ（4）期7个分期中的一种，其中ⅠA、ⅠB、ⅡA、ⅡB、ⅢA期属于相对早期，ⅢB、Ⅳ期属于晚期。

目前，临床上所使用的肺癌分期是IASLC所制订的第八版肺癌TNM分期。

30 为什么需要对肺癌进行病情分期

除了区分为非医学人士熟知的"早期"和"晚期"外，医生会对每一位患者在治疗前、治疗中和治疗后的各个阶段进行准确的分期，即ⅠA期至Ⅳ期中的一种。病情分期的作用主要有以下三个方面。

（1）在治疗之前：进行准确的病情分期可以粗略估计患者可能的生存时间，更重要的是，病情分期是给每个患者制订最佳治疗方案的依据。例如，ⅢA期及更早级别的非小细胞肺癌患者应当接受以手术为基础的综合治疗，而ⅢB期及Ⅳ期的非小细胞肺癌患者应当接受以化疗、放疗、靶向治疗为基础的综合治疗，方可获得最佳的生存获益。

（2）在治疗的过程中：进行动态的病情分期可以及时掌握患者的治疗效果。例如，某个患者在接受化疗后，病灶较之前增大，甚至出现了原先没有的远处转移，使得TNM分期进展，则提示治疗效果不佳，需要及时更换治疗方案。

（3）在治疗（阶段性）结束后：进行再次的病情分期有时可以修正原来的分期，并如治疗过程中的分期一样，可评估病情的进展情况。例如，在手术之前，评估某个淋巴结的肿大可能是肺癌转移导致的，但手术切除后的检验结果却提示这个淋巴结的肿大只是炎症或其他原因造成的，这样通过术后的结果及时修正原来确定的TNM分期，可以使患者在后续的治疗过程中避免接受过多不必要的用药。

31 何谓体能状态评分？肺癌患者怎样评分分级

在肺癌患者接受治疗前、治疗中和治疗后的各个阶段，需要进行体能状态的评分，体能状态评分是根据患者的活动能力状况来评价患者的体能状态，医生会根据患者的体能状态评分提供进一步的治疗方案。对于体能状态较好的患者，可以有机会接受更为积极的治疗，而对于体能状态较差的患者，则更倾向于给予相对保守的治疗。目前较为通用的体能状态评分标准有两个，分别是PS评分标准和KPS评分标准。

（1）PS评分标准：将患者体能状态分为0～5分，共6个级别（每分为一档）。

0分：患者的日常活动没有因为患病而受到任何影响。

1分：患者的症状较轻，生活自在，能从事轻体力活动。

2分：患者的症状较重一些，但能够耐受，生活能够自理，因为患病而导致白天卧床的时间不超过50%。

3分：患者的症状严重，因为患病而导致白天卧床的时间超过50%，但还能起床站立，部分生活自理。

4分：患者病重，卧床不起。

5分：患者死亡。

可以看出，PS评分分值越低的患者，体能状态越好。

（2）KPS评分标准：将患者体能状态分为0～100分，共11个级别（每10分为一档）。

100分：患者的体能正常，无症状和体征。

90分：患者能进行正常活动，有轻微症状和体征。

80分：患者勉强可进行正常活动，有一些症状或体征。

70分：患者的生活可以自理，但不能维持正常生活和工作。

31. 何谓体能状态评分？肺癌患者怎样评分分级

60分：患者的生活大部分可以自理，但偶尔需要别人帮助。
50分：患者的生活不能完全自理，常需要别人照料。
40分：患者的生活不能自理，需要特别照顾和帮助。
30分：患者的生活严重不能自理。
20分：患者已经病重，需要住院和积极的支持治疗。
10分：患者病情危重，临近死亡。
0分：患者死亡。

可以看出，KPS评分分值越高的患者，体能状态越好。

体能状态评分的意义首先在于其与患者生存预后的关系。总体而言，诊断时体能状态评分较好的患者生存预后要好一些。体能状态评分更为重要的意义在于，可以对患者是否可接受化疗等治疗方法进行指导。当患者的PS评分不大于2分（即为0、1或2分），或KPS评分不小于70分（即为70分、80分、90分或100分）时，才适合接受化疗，或者说，才有可能从化疗中获得生存益处。

关于体能状态评分，需要特别指出两点。其一是，必须尊重体能状态评分对治疗的客观指导意义。例如，对于一个体能状态评分较差（PS为3~4分或KPS为10~60分）的患者，如果给予化疗，效果往往适得其反。其二是，患者的体能状态评分并非固定不变，如果辅助治疗手段不恰当，会使患者的体能状态不断恶化，如果辅助治疗手段合适，尤其再配合良好的心态、均衡的营养、充足的睡眠，将有可能使患者的体能状态不断改善，甚至使一个原先因评分不佳而不能接受积极治疗的患者，重新获得宝贵的治疗机会。

32 在诊断为肺癌以后，还可以存活多长时间

这个问题可能是肺癌患者及其家属都非常关心的问题之一。诊断为肺癌以后，到底还能存活多长时间呢？这个问题的答案要受很多因素的影响，如病情的分期、治疗是否及时和合理、患者身体的基础状况等，例如诊断为早期的患者比晚期的患者可能要活得更长；接受了最佳治疗方案的患者比其他条件类似但却接受了不合理的治疗方案的患者可能要活得更长；诊断时身体状态良好，能正常活动和进食的患者比延误到已经需要长时间卧床、没有胃口进食的患者可能要活得更长；另外，乐观向上、积极配合治疗的患者也可能活得更长；当然，肺癌患者到底能活多久还受很多其他医学指标的影响。

上述这些指标在每一个患者身上都是不同的，就像世界上没有两片完全相同的树叶一样，也没有两个完全相同的肺癌患者。因此，很难准确判断某一个患者会存活多长时间，但可参考由肺癌人群数据统计的结果。

根据第八版肺癌分期近万例的患者随访结果，各期肺癌的平均5年生存期约为：ⅠA期80%～90%，ⅠB期73%，ⅡA期65%，ⅡB期56%，ⅢA期41%，ⅢB期24%，ⅢC12%，Ⅳ期10%以内。换一种更为通俗的表述方法，如果各个期别的肺癌患者都是100人，5年后，平均有80～90个ⅠA期患者、73个ⅠB期患者、65个ⅡA期患者、56个ⅡB期患者、41个ⅢA期患者、24个ⅢB期患者、12个ⅢC期患者和10个Ⅳ期患者仍然存活。

可以看出，晚期肺癌患者的存活预期很差。但需要指出的是，在看待上述统计结果时，应该充分认识"平均"二字的意义，因为每个患者的具体情况都是不一样的，Ⅰ期肺癌患者也可能会活

32. 在诊断为肺癌以后，还可以存活多长时间

得比较短，Ⅳ期肺癌患者也可能会活得比较长；另外，随着医学科学技术的快速发展，新的肺癌治疗技术和方法会不断涌现，尤其是免疫治疗的广泛应用，给肺癌患者的预后带来了很大的改观，相信未来这些数据会越来越好。

> **小贴士**
>
> 肿瘤患者切忌"攀比"。许多肿瘤患者在就诊过程中常常将自己的情况与病友比较，希望得到类似的治疗，获得更好的疗效。但实际上，这种比较弊大于利。由于不同患者的肿瘤情况和身体状况及治疗所处的阶段不尽相同，盲目地类比往往会南辕北辙，甚至加重心理负担，影响正常的治疗。因此，拥有乐观积极的心态，配合正规的治疗才是正确的康复之路。

33 怎样才能及早发现肺癌

早期肺癌患者的生存预期比晚期肺癌患者的生存预期要好很多，甚至非常早期的肺癌患者可以通过手术切除而获得根治，因此，早期发现肺癌尤为重要。

总体而言，定期进行高质量的健康体检，是早期发现肺癌的主要方法。为了早期发现肺癌，高质量的健康体检至少应该涵盖"血清肿瘤标志物"检查、"胸部影像学"检查两项，对于有咳痰的患者，还应包括"痰液脱落细胞学"检查。

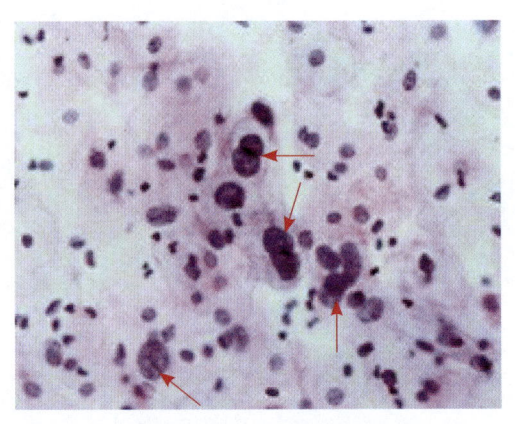

痰液脱落细胞学检查发现肺癌细胞

目前已应用于临床并且对肺癌诊断较为重要的血清肿瘤标志物有癌胚抗原（CEA）、细胞角蛋白19片段抗原（CYFRA21-1）、神经元特异性烯醇化酶（NSE）等，可分别提高肺腺癌、肺鳞癌、小细胞肺癌早期诊断的可能。但同时需要指出的是，也存在少数肺癌患者的血清肿瘤标志物并不升高，或者一些肺部炎症患者的某些血清肿瘤标志物出现短期的、轻度的升高；另外，上述一些

33. 怎样才能及早发现肺癌

血清肿瘤标志物的升高，也可能出现于人体其他部位肿瘤的患者，例如CEA升高也可以出现在胃癌、肠癌、胰腺癌等，NSE升高也可以出现在神经源性肿瘤等。值得一提的是，目前临床上也在逐渐开展更为敏感和特异的肿瘤标志物，对于早期发现肺癌有更积极的帮助。

应用于肺癌诊断的胸部影像学诊断方法主要有胸片（即胸部X线片）和胸部CT（即计算机辅助断层扫描）。最简单的方法是胸片检查，几乎在所有二级以上医疗机构（相当于县级以上的医院）均能开展这一检查项目。对于肺癌高危人群，在有条件的大型医院进行低剂量螺旋CT检查是近年来越来越被推崇的肺癌早期诊断方法。

一些肺癌患者，如果癌肿的位置比较靠近大的气管，则有可能在癌肿出现破溃时，癌细胞被释放进入痰液，并随咳嗽排出体外。因此，对于有咳痰的肺癌高危人群，留取合格的痰液标本，检查痰液中是否存在由癌肿脱落排出的癌细胞，也是早期发现肺癌的重要方法。

34 诊断肺癌的"金标准"是什么

对于大多数疾病来说,诊断的"金标准"均是病理学检查结果的证据,肺癌的诊断也是如此。

肿瘤的病理学诊断证据包括"组织病理学证据"和"细胞病理学证据"。前者是从患者身体中取出的一块组织进行冰冻或特殊染色后,在显微镜下进行观察,发现典型的肿瘤细胞及病变结构;后者是指在患者的体液中,如痰液、胸腔积液,找到典型的肿瘤细胞。

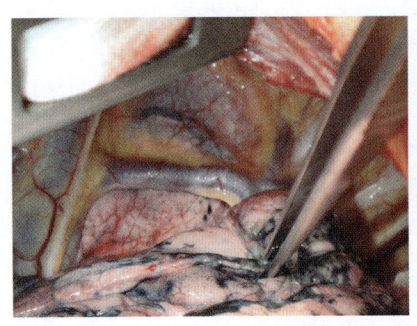
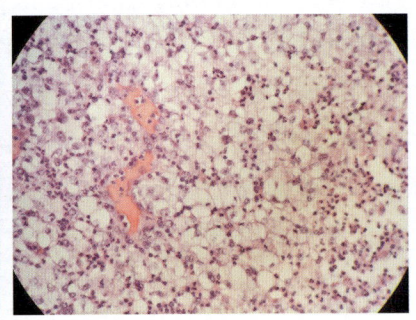

肺癌组织病理学检查

需要特别指出的是,影像学和生化学的异常均不可以作为确诊肺癌的依据。从影像学的角度,肺部的占位可以是肺癌,也可以是结核、炎症等良性疾病。从生化的角度,肿瘤标志物的升高可见于其他系统的肿瘤,也可见于某些良性疾病。

另外,随着技术的进步,一些新的方法也被用来早期辅助诊断肺癌,如循环肿瘤细胞、二代基因测序技术等。但到目前为止,仍然没有可取代病理学诊断这一金标准的方法问世。

35 体检结果正常能排除肺癌吗

由于肺癌的早期症状不明显,且没有什么特异性的表现,所以大部分的肺癌一经发现均已是中晚期,从而失去了最佳的治疗机会。然而肺癌若能够早期发现并及时治疗,患者预后一般均较好,生存期明显延长。故合理地进行健康体检非常重要。

但是在临床实践中,经常会碰到规律体检并且结果"正常"的人发现肺癌时已是中晚期。其原因就在于常规体检并不等同于肿瘤排查,如果没有进行肺部CT检查,很可能会遗漏早期的肺癌病变。

为了早期发现肺癌,首先,要定期进行体检。目前的统计数据提示,每年进行一次高质量的健康体检,可以使绝大多数肺癌获得早期诊断,体检的项目应包括胸部CT及血清肿瘤标志物检查。其次,如果在体检时由胸部CT检查发现了一个可疑的病灶,而又暂时无法区分其良恶性,为了密切随访观察这一病灶的变化情况,防止失去可能存在的肺癌的最佳治疗时机,则需要在较短时间内及时复查胸部CT,例如每3个月进行1次复查,如果病灶变化不明显,继续在3~6个月后再次进行检查,可由医生根据具体情况安排。

小贴士

目前大多数大型综合性医院都开设体检中心,可以选择其提供的"体检套餐"进行方便、快捷的体检;也可以自行至医生处就诊,由其根据您的具体情况,选择充分、必要的项目进行体检。

36 何谓肺癌相关血清肿瘤标志物

所谓肺癌相关血清肿瘤标志物，是指对肺癌的诊断、疗效判断、预后（生存期）判断具有提示意义的血清指标。

首先，如果某些血清肿瘤标志物的数值水平升高，则提示可能患有肺癌或其他肿瘤，需要进行深入检查以发现或排除肺癌。如果数值升高的程度不明显，而血常规等检查提示可能存在感染等因素造成的炎症，则可以通过抗感染等治疗后复查血清肿瘤标志物以排除所谓"假阳性"的可能；有少数患者，即使已经诊断了肺癌，血清肿瘤标志物的数值水平也可能并未升高，即所谓"假阴性"。

其次，在诊断肺癌之后，如果某一血清肿瘤标志物在患者接受治疗后其数值水平降低，则提示治疗有效；而如果在患者接受治疗后其数值水平不降反升，则提示治疗效果不佳，需要及时更换药物和方案。因此，伴随疗程而定期进行的血清肿瘤标志物检查，对于评估疗效情况是一项重要的参考指标。

再次，如果某一标志物在诊断时其数值水平升高的幅度非常大，且在治疗后下降不明显，甚至继续升高，则提示患者（生存期）预后不佳。

目前较为常用的肺癌相关血清肿瘤标志物有癌胚抗原（CEA）、CYFRA21-1、SCC、NSE等。值得一提的是，这些指标并非绝对特异，也就是说，它们的升高并非仅见于肺癌。例如，CEA升高还见于消化道肿瘤、妇科肿瘤等，NSE升高还见于神经源性肿瘤等，需要医生结合患者的其他临床资料来判断其意义。

除此之外，目前临床上还有一些新兴的肿瘤标志物也在逐渐应用于临床，对肺癌的早期发现更加敏感。

37 为什么要同时行正位、侧位的胸片检查

由于肺是含气的器官，可在胸部X线片上产生良好的自然对比，能够观察胸部各种结构的全貌，且经济方便，因此胸部X线已成为诊断肺部疾病的重要手段。

在接受健康体检筛查时，为了减少辐射伤害或降低费用，很多体检者会选择只接受胸部正位摄片检查。在大多数情况下，这一方法还是可以有效检查出肺部病灶的。但是，由于心脏是一个立体的结构，从正面的角度投影，心脏会遮挡掉一部分肺组织，如果肺癌病灶刚好就生长在这些从正面投影时被心脏遮挡掉的肺组织部位上，就会造成漏诊，而如果同时做一个侧位的胸片，就可以避免漏诊。

举个例子，如果我们在身体背后的衣服里藏一个包去照相，仅从正面照一张照片，无法判断背后是否有包及包的形状，而如果同时在侧面照一张照片，则这个隐藏的包就会被发现。

此外，尽管胸片具有简单、普及及费用相对较低的优点，但也存在弊端。由于其分辨率相对较低，如果肺部的病灶小于1厘米，还是存在被漏诊的风险。

小贴士

需要特别指出的是，由于传统的"胸部透视"（简称"胸透"）会使患者受到较大剂量的X线辐射，故建议尽量不要接受胸透检查，而应接受胸片检查。

38 胸部CT在肺癌的诊断上有哪些优缺点

CT的全称是计算机辅助断层扫描,其工作的原理是在计算机的帮助下,把X线扫描人体后所得的图像按设定的厚度间隔进行图像重建,医生就可以从上到下逐层观察每一部分人体组织是否存在病变。从功能角度看,类似于将一个红薯切成很多层,然后翻看每一层红薯片中是否有腐烂或坏点。至于究竟需要间隔多厚"切"一刀,是有具体标准的。一般情况下是每1厘米或0.7厘米扫描一层,某些情况下,需要进行0.5厘米甚至0.1厘米或更薄层的扫描,以避免漏诊极其微小的病灶,即所谓薄层CT扫描。

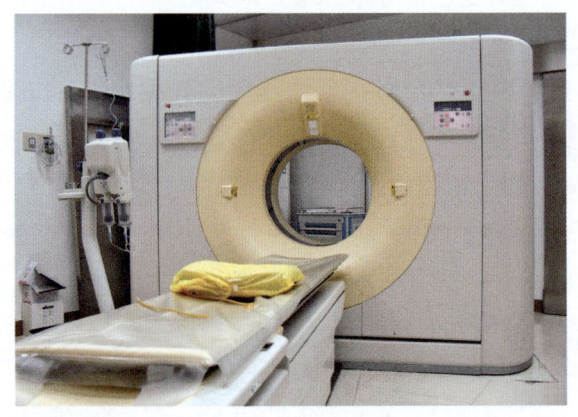

先进的256排螺旋CT机

对于肺癌病灶的发现和特点观察,胸部CT检查是较胸片更为先进的一种影像学检查方法。相较胸片而言,胸部CT可以发现正位胸片所难以发现的心脏后部病灶;同时,胸部CT检查可以使得直径小于1厘米的小结节肺癌病灶不易被漏诊;另外,胸部CT有助于医生判断肺部病灶的特点,如病灶的外周是否光整、是否有毛刺、

38. 胸部CT在肺癌的诊断上有哪些优缺点

是否有分叶，病灶的内部是否有空洞、是否有钙化，病灶的周围是否有卫星结节等，这些特征的有无对于判断病灶的良性、恶性，甚至哪一种病因、哪一种类型，都是非常有帮助的。当然，胸部CT检查也有一些不足之处，如其费用相对较高，受检者接受的放射线辐射的剂量要大一些。近年来，国内部分大型医疗机构已经配备了先进的多排螺旋CT，在提高检查图片质量的同时，相较于普通胸片检查，并未明显增加受检者所接受的放射线辐射剂量。

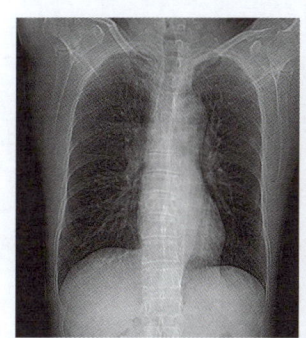
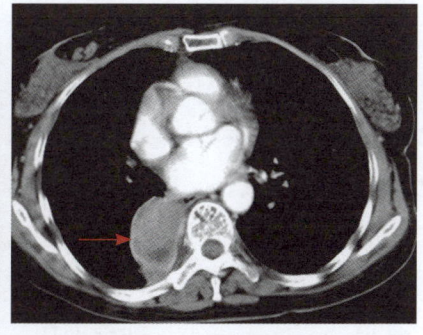

胸部CT发现了胸部正位片难以发现的位于心脏后部的病灶

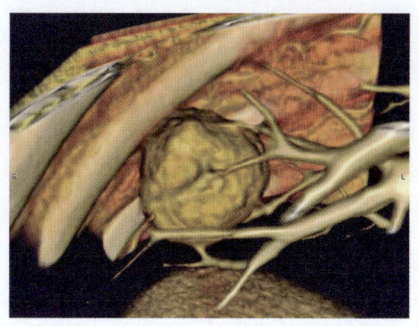

先进的CT技术"重建"出肺癌肿块的细微特征

39　X线和CT检查的辐射会有很大危害吗

X线和CT检查本质上都属于放射线，而一提到放射线，就不可避免地给人们带来对于辐射的担心，其实大可不必这样。辐射在自然界无处不在，天然辐射包括宇宙射线、来自地球本身的射线、房屋装修材料内的放射性核素、空气中的放射性氡的衰变产物，以及包含在食物和饮料中的各种天然存在的放射性核素。可以说，生活在地球上每时每刻都在接受辐射。

放射线对人体的损伤可以分为以下两种。

第一种是急性损伤，也就是我们常说的"急性放射病"，是由于短时间内大剂量的放射线照射使人体内的正常细胞被大量杀伤所引起的一系列症状。原子弹爆炸、放射源泄露时直接接受放射线照射所造成的往往是这一类的损伤，这一类损伤所需要的放射线剂量非常之大。一般认为50毫希以下为安全辐射剂量；超过100毫希才有可能产生直接辐射损伤的风险（存在辐射确定性效应的风险）；达到250毫希辐射剂量为亚临床剂量（无症状性过量辐射，有可能造成少量生物细胞损伤，人体可修复或代偿，不至于产生临床症状）；超过500毫希辐射照射，则可能造成5%受照人员出现辐射损伤症状；超过1 000毫希辐射照射，则可能造成25%受照人员出现辐射损伤症状。普通的胸片每次检查仅仅0.2毫希，而CT检查每次2～10毫希，根本达不到急性放射损伤的剂量，无须担心。

第二种是由于放射线照射所导致肿瘤的发生率升高。这种发生率的升高也是与接受放射线的剂量相关的，并且呈现不同器官和不同人群敏感性不同的特点。主要敏感器官是性腺、造血系统、甲状腺等，敏感程度因人而异，孕妇、小儿相对敏感。我国相关

39. X线和CT检查的辐射会有很大危害吗

法规的标准规定医院放射科的工作人员每年接受辐射的剂量上限是20毫希,因此,可以认为一次CT检查不会对健康人造成太多的影响。而且相较于CT检查所带来的辐射风险,肺癌患者已经存在的肿瘤威胁更亟待解决。

综上所述,为了疾病的诊断所接受的X线或CT检查是安全的,切不可因担心辐射而拒绝检查。

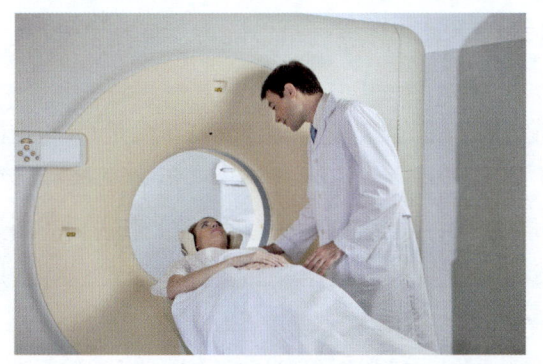

合理接受影像学检查是安全的

40 何为"低剂量螺旋CT"

尽管CT的辐射量已在安全可控的范围内,但追求医疗性辐射越来越小一直是医生们努力的方向和目标。故在早期肺癌的影像学筛查方面,低剂量螺旋CT应运而生,并占有一定的优势。

所谓的低剂量螺旋CT可以简单地分为两部分来理解。

第一部分是"低剂量",在保证清晰地显示肺部病变的基础上尽量减少辐射的剂量。我们知道辐射量的高低决定着CT对实性组织显示的清晰程度,而肺部正好是一个含气丰富的器官,便于CT辐射剂量的减少。对于肺癌的早期筛查,低剂量螺旋CT是一个很好的选择。

第二部分是"螺旋CT",其实螺旋CT就是CT,这两者是同一种检查方法的不同叫法,前者是全称,后者是简称。总之,在早期肺癌的筛查方面,可采用低剂量螺旋CT来达到清晰显示病变目的的同时减少辐射剂量。但在肺部实性病灶较多时还是需要做普通CT。

除此之外,在早期肺癌的筛查过程中,往往需要用到薄层CT,所谓的"薄层"是指CT扫描的层厚。简单地打个比方,如果拿一个土豆来比作肺,肺部CT扫描就像是把土豆切成片,层厚就是土豆片的厚度。对于越小的肺部结节,就需要用越薄的层厚来清晰显示。目前,普通胸部CT的层厚多为5～7毫米,而胸部薄层CT的层厚则要求为1毫米,上海长征医院的薄层CT层厚为0.625毫米。

41 肺癌可能有哪些早期的"蛛丝马迹"

肺癌发生时，即便是在很早期，由于体内内分泌等因素的改变，可出现一些"蛛丝马迹"，这些"蛛丝马迹"极易被忽视，而如果能及早发现和认识这些"蛛丝马迹"，并及时进行深入的检查，对于早期肺癌的发现具有极为重要的意义。

一些肺腺癌或小细胞肺癌患者，可能会在肺癌发生的过程中不明原因地出现脸如满月、面色潮红、腰背肥厚、易长痤疮等现象，临床上称为"库欣综合征"，而这些易长痤疮的患者并非是痤疮多发的青少年。统计学资料表明，在一些肺癌被诊断前平均1~2年的时间里，会在没有高盐、精神紧张等高血压高危因素存在的情况下，被诊断出"高血压"，此类"高血压"的产生可能与肿瘤发生后体内内分泌因素的改变有关。

一些非小细胞肺癌尤其是肺腺癌患者，可能在诊断前平均2年内的时间里，在脸部、颈部、上胸、背部、双侧肘部、双手背侧的关节部位出现对称性皮疹。皮疹的颜色大多为暗红色，但一些病情进展迅速的患者偶尔也可以表现为猩红色。这些皮疹在给予外用激素类药物治疗后可以短暂褪去，但很快又再次出现。出现皮疹的同时，有时会伴有肌肉酸痛。上述现象在临床上被称

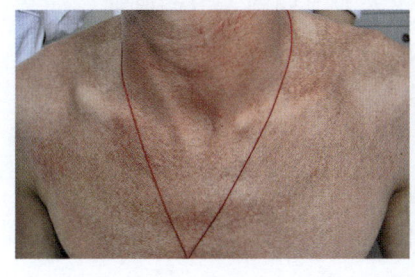 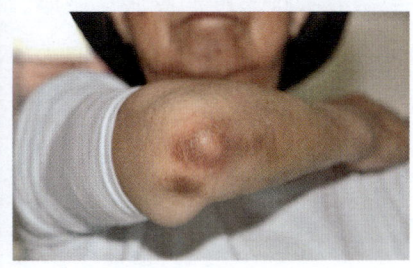

皮肌炎

41. 肺癌可能有哪些早期的"蛛丝马迹"

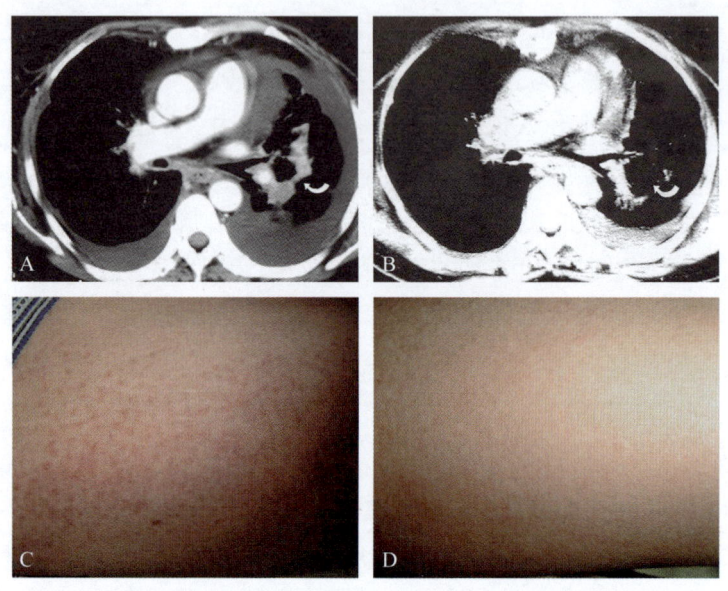

一患者的皮肌炎表现在肺癌得到控制后完全消除

为"皮肌炎",这是一种被证实与内在恶性肿瘤密切相关的体表现象。

一些肺鳞癌患者,可能在诊断前平均2年内的时间里,出现手指或脚趾末端的肿胀、肥厚,或大关节如膝关节的肿痛,症状与类风湿关节炎相类似,而类风湿相关的检查指标却是阴性,这在临床上被称为"肺性肥大性骨关节病",病变在手指或脚趾末端时,被称为"杵状指(趾)"。

还有一些肺癌患者,当病灶在体内快速进展的时候,可出现肌无力等症状,患者四肢的力量明显减小,不能拿起重物,不能长时间行走,甚至不能长时间直立,即出现所谓的"神经肌肉综

41. 肺癌可能有哪些早期的"蛛丝马迹"

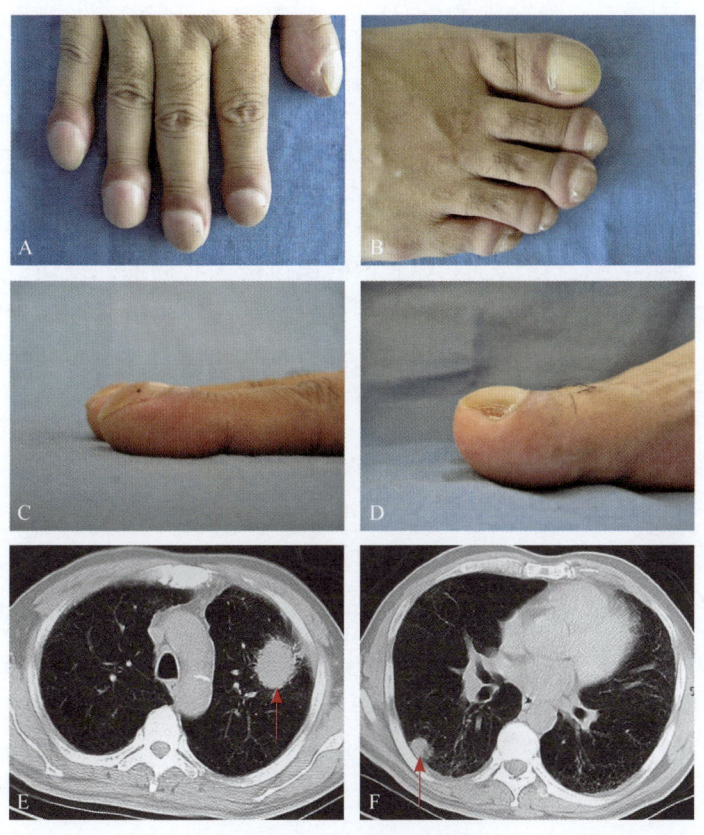

与肺癌相关的杵状指（趾）

合征"；或出现食欲不振、恶心、呕吐、乏力、嗜睡、定向障碍等水中毒症状，即所谓的"抗利尿激素分泌失常综合征"，患者的食欲不振和体重减轻还可能与"肿瘤-厌食-恶病质综合征"有关。

需要指出的是，上述症状和表现并非只出现于肺癌，在出现这些症状时，最适当的做法是就诊于专科医生，由其协助排除肺癌。

42 肺癌和咯血是什么样的关系

很多肺癌患者都在病程的不同阶段出现咯血，那么，咯血是不是肺癌的特征？或者说，肺癌患者都会咯血，咯血的患者都是肺癌？答案是否定的，肺癌患者并不都会出现咯血，咯血也并非仅见于肺癌。

首先需要指出的是，咯血需要与鼻腔内出血及胃肠道大量出血所导致的呕血相区别。鼻腔内的出血往往有局部的创伤，且在进行吸鼻的动作后，能吸出血性分泌物。由胃肠道病变如胃溃疡等造成的呕血，往往在呕出物中混有食物残渣，且常常伴随大便发黑或呈柏油色。

肺癌患者并不都会出现咯血。肺癌是否伴有咯血，取决于肺癌生长的位置及对周围血管破坏的程度等诸多因素。当肿瘤生长在中心较大的支气管或气管，对周围的血管破坏较严重时，患者更容易出现咯血。但需要指出的是，在多数情况下，肺癌伴随的咯血都是少量的，或者是痰中带血丝，较少出现大量的咯血（24小时内咯血量超过600毫升，或一次性咯血量超过100毫升）。

咯血也并非仅见于肺癌。在我国，造成与肺癌相似的长期少量咯血的疾病还有肺结核和支气管扩张症，另外，也见于血管畸形、寄生虫病等相对少见的疾病。

通过上述介绍，虽然知道了咯血或痰中带血与肺癌没有直接必然的关系，但若40岁以上有吸烟史的人出现咯血或痰中带血，则应高度警惕肺癌的可能性，务必及时就诊并进行相关的医学检查以排除肺癌。

43　肺癌和阻塞性肺炎是什么样的关系

医生常会提醒：如果在肺部反复发生某一固定位置的肺炎，要警惕由肺癌导致的"阻塞性肺炎"的可能。在肺部没有阻塞性因素存在的情况下，如果肺部的某一部位发生感染，感染所刺激产生的分泌物较容易通过气管内不断摆动的微小纤毛的作用而排出体外，感染较容易治愈。当肺癌的肿块生长于某一支气管的开口部位，造成该支气管远端分泌物引流不畅时，如果远端部位发生了感染，则分泌物很难引流排出，感染难以治愈，临床上会形成阻塞性肺炎。

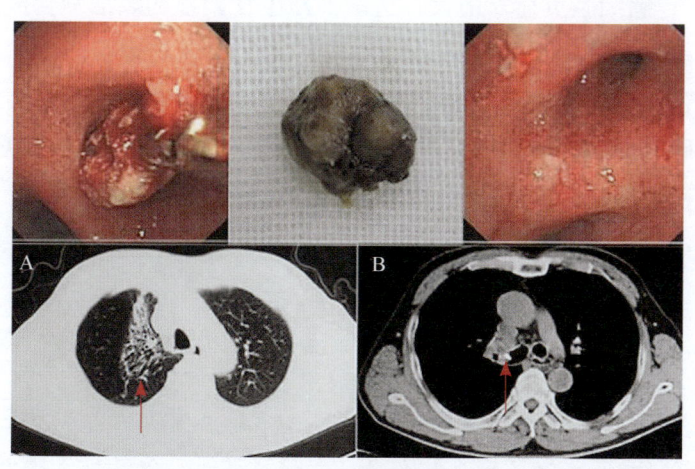

造成阻塞性肺炎的异物——被误吸入肺内的牙齿

可想而知，任何可造成支气管阻塞的因素都可能导致阻塞性肺炎，这些阻塞性因素除了肺癌肿块以外，还常见于被误吸至肺内的异物，如一些儿童会将食物或玩具吸入肺内，一些中枢控制能力减退的老年人常将食物甚至脱落的牙齿等吸入肺内。因而，肺癌可伴有阻塞性肺炎，但阻塞性肺炎并非仅见于肺癌。

什么是肺癌的"恶病质"状态

"恶病质"又称恶液质,它可发生于多种疾病,包括肿瘤、AIDS、严重创伤、吸收不良及严重的败血症等,其中以肿瘤伴发的恶病质最为常见。

一些晚期的肺癌患者,由于其体内的内分泌状况发生了显著的改变,常会出现食欲减退的现象,进而引起食欲不振,或只能进少量饮食或根本不能进食等,造成能量摄入极度短缺;同时,由于癌细胞的生长没有得到有效的控制,患者体内的癌细胞数量增多,"癌细胞负荷"增大,这些不断生长繁殖的癌细胞会消耗大量的能量,夺取大量的营养物质,从而使患者出现了能量"入不敷出"的现象,临床上表现为体形异常消瘦并不断恶化。

研究表明,针对肺癌"恶病质"状态,除了治疗原发疾病外,还应积极加强营养支持治疗,以扭转病情恶化的态势。

小贴士

肺癌患者的营养支持方法包括肠内营养和肠外营养两类,前者包括直接口服和经胃管、经空肠管输入营养液,后者包括经中心静脉置管等输入营养液。一般情况下,为保持胃肠道功能,并减少感染的可能,只要患者的胃肠道功能无明显障碍,一般都提倡肠内营养,主要是经口进食;如果患者比较虚弱,可以经胃管等输入复合营养液,改善患者营养状态。如果患者肠道功能较差,易出现腹胀或腹泻,则可以经中心静脉置管将静脉专用营养液直接输入血液循环内,供机体吸收。

45 肺癌会有哪些临床表现

肺癌的临床表现多种多样，比较复杂。在肺癌患者中5%～10%可没有症状。肺癌的临床症状和体征常取决于原发病灶的大小、不同病理类型、病程长短、转移灶部位等。一般常以下四组表现为主。

一是由原发肿瘤引起的症状，例如咳嗽（大多为阵发性干咳或仅有少量白色泡沫痰）、咯血（通常为痰中带血、血丝痰或间断的少量咯血）、胸闷、气急、体重下降、发热等。

二是由肿瘤局部扩展引起的症状，例如胸痛、呼吸困难、吞咽困难、声音嘶哑、上腔静脉综合征（上腔静脉部分或完全受压阻塞，使血液回流受阻，主要表现为上肢、面部及颈部水肿或青紫，胸前部淤血和胸壁静脉曲张）、Horner综合征（由支配头面部的交感神经通路上任一部分中断引起，常见表现为病侧眼睑下垂、瞳孔缩小、眼球内陷，同侧额部与胸壁无汗或少汗）。

三是由癌肿远处转移引起的症状，例如转移至脑部可导致头痛、呕吐、眩晕、复视、站立不稳等；转移至骨骼，特别是肋骨、脊椎骨、骨盆时，则有局部疼痛和压痛；转移至肝脏时，可有肝区疼痛、黄疸、腹水等。

四是由癌肿作用于其他系统引起的肺外表现，也就是本书前面所说的肺癌的"蛛丝马迹"。

46 为什么诊断肺癌时医生会安排做增强CT检查

所谓的增强CT，是指在做CT时通过血管向体内注射造影剂，再进行扫描的CT检查，兼在注射造影剂之前和之后都进行1次扫描的CT检查，临床上常被称为"胸部CT平扫+增强"。如果不注射造影剂而仅做一次扫描，则常被称为"胸部CT平扫"。

与"胸部CT平扫"相比，"胸部CT平扫+增强"具有两个重要的优势。一方面，由于癌肿比良性病灶具有更丰富的血流供应，因而造影剂会更多地聚集在恶性病灶中。在CT片上，通过比较注射造影剂前后病灶的"亮度"数值变化，就可以大致区分出病灶的良恶性，即以注射造影剂之后的"亮度"数值减去之前的"亮度"数值，如果超过经验标准，则更倾向于是恶性病灶。另一方面，如果仅做"胸部CT平扫"，胸腔中间部位血管的横截面和淋巴结的横截面都可能显示出一个类似的圆形，少数情况下容易造成对肿大淋巴结的漏诊，而增强CT则使得血管都"亮"起来，从而区分出肿大的淋巴结，这对于判断病灶的良恶性和判断病情的早晚期具有重要意义。

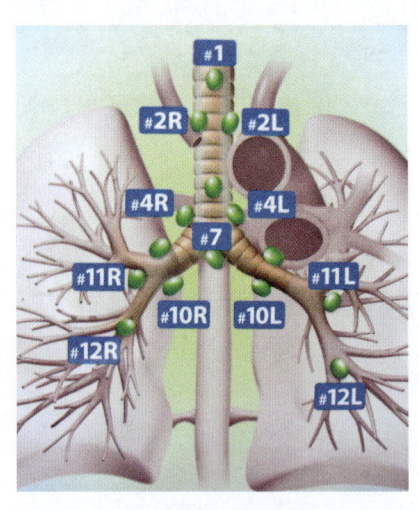

患者常见的肿大淋巴结

需要补充的是，对于肾功能较差的患者及高龄患者，一般应由医生针对性地进行分析和评估该患者是否适合接受增强CT检查。

47 肺癌较容易出现哪些部位的远处转移

肺癌生长到一定阶段，癌细胞可以破坏周围的血管，进入血液循环，并通过血液循环转移到全身多个部位，因此，在血流供应较丰富的脏器就更容易出现转移，这些部位包括：不同肺叶和同侧的胸膜腔、骨骼、肝脏、脑、肾上腺等。最容易出现转移的肺癌病理类型是肺腺癌和小细胞肺癌。

（1）**肺叶的转移**：最常见的远处转移是向不同肺叶的转移。胸片和胸部CT都可以发现不同肺叶的转移，但后者精确度更高。转移的部位以下肺为主，且更多地分布在靠外围的部位，该现象的发生是因为肺部的血管束从中间到外围逐渐变细，一定大小的癌栓更容易被肺部血管外围较细的部位所截留。在不同肺叶转移出现的早期，患者的症状不会很明显，但在后期如果转移的病灶侵犯了过多的肺结构单元，患者会出现呼吸困难。

（2）**同侧胸膜腔的转移**：各种类型的肺癌均可能出现同侧胸膜腔的转移，造成同侧胸腔出现"癌性胸腔积液"，即"癌性胸水"。少量胸水的患者并不会出现明显的相关症状，但当胸水量达到中等量甚至大量时，则可造成胸闷、气急。

（3）**骨骼的转移**：骨骼的转移也非常常见。通过全身骨扫描检查或PET-CT检查，可以发现在长骨的近末端，如大腿骨的末端（股骨头）、小腿骨近膝盖的部位（胫骨干骺端）、肋骨等部位，存在骨质破坏现象。当然，全身大部分骨骼都可能是肺癌细胞转移的部位。骨骼转移出现后，疼痛是最为明显的症状，很多未被确诊的患者常常会将其当作是关节炎或扭伤而未予以重视。如果肺癌细胞对转移部位的骨骼破坏严重，尤其是对承重部位如下肢骨骼，则容易造成所谓"病理性骨折"，这种骨折是难以恢复的。

47. 肺癌较容易出现哪些部位的远处转移

（4）肝脏的转移：肝脏的转移可以通过肝脏B超和肝脏增强CT检查发现，但后者精确度更高。在肺癌细胞严重破坏肝脏组织的后期，患者会出现食欲不振、面色暗黄、肝功能指标异常等现象。

（5）脑部的转移：单位体积脑组织所需氧气的量在全身组织中是最高的，因而其血流量也非常丰富。肺癌细胞很容易通过丰富的血流转移至脑部。在肺癌脑转移的早期，患者不一定会察觉，但在脑部的癌肿生长变大后，会挤压脑组织，造成颅内压升高，患者可能会有头痛、头胀、"喷射性呕吐"等现象。脑部的"磁共振平扫+增强"是检查是否存在肺癌脑转移比较敏感的方法。

正是由于肺癌容易转移到上述全身多个部位，在诊断肺癌时，医生会安排患者接受胸部CT、腹部B超或腹部CT、骨扫描、脑磁共振等检查，来排查这些部位可能存在的转移病灶，明确有无转移，据此来制订最佳的治疗方案。

48 肺癌患者为什么会出现声音嘶哑

许多肺癌患者在疾病的过程中会出现声音嘶哑，有些人以为是"感冒"了，也有些人误认为是气管镜检查后引起的不适。其实，这种情况最常见的原因是喉返神经麻痹。

正常情况下，在我们气管的最上端有一个叫作"声门"的结构，左右各一，就像是盖在气管上的一扇门，在我们说话的时候这扇门会有不同程度的开合，这样我们说话的音调就可以出现相应的变化。同时，这扇门还有一个重要的功能，就是在我们吃东西和喝水的时候紧紧地关闭，防止食物和水流进气管里。控制这扇门的神经叫作"喉返神经"，由于喉返神经会在左右两个肺中间的"纵隔"内穿过，所以当肺癌转移到纵隔淋巴结，尤其是左侧纵隔淋巴结的时候就很容易影响喉返神经，导致一侧的声门运动障碍，形成所谓的"喉返神经麻痹"，患者则会表现为声音嘶哑和饮水呛咳。当临床上怀疑这个问题的时候，通过喉镜检查就可以明确原因了。

出现喉返神经麻痹时，患者最需要注意的就是，进食和饮水时尽量避免把食物或水呛入气管，减少肺部感染的概率。

那么有喉返神经麻痹的患者应该如何避免将食物或水呛入气管呢？首先是要注意进食和饮水的姿势，尽量避免在卧床的情况下进食或饮水，而是要保持上身直立，这样更符合正常的生理状态，误吸或者呛咳的概率会减小；其次是注意食物的性状，太干的食物（如饼干）或太稀的食物（如水）均比较容易呛咳。因此，可以适当进食一些干稀适度的食物，例如冲泡的藕粉、比较厚的粥等，从而减少呛咳的机会。

49 肺癌和胸腔积液是什么样的关系

人体的胸膜腔是由胸壁内侧的"壁层胸膜"和肺及纵隔表面的"脏层胸膜"共同围绕而成的密闭腔隙。正常情况下，胸膜腔内有3～15毫升的液体，在呼吸运动中对脏、壁层胸膜起到润滑作用。胸膜腔内的液体处于不断产生和不断消除的动态平衡之中，各种因素导致该液体的产生增多，或消除减少，都能造成其量的增多，造成胸腔积液。

目前，在我国造成胸腔积液最多的病因是结核病累及胸膜腔（结核性胸膜炎），其次是各种恶性肿瘤如肺癌、乳腺癌、胃癌、肠癌、卵巢癌等转移至胸膜腔（胸膜转移癌所致恶性胸腔积液），再次是心脏、肝脏、肾脏等原因造成的胸腔内血管压力增高或低蛋白血症所诱发的胸腔积液，其他的可造成胸腔积液的病因还包括肺炎时炎症累及胸膜腔（肺炎旁积液）、恶性胸膜间皮瘤（胸膜原发的恶性肿瘤）、风湿免疫性疾病、寄生虫感染等。因而，肺癌是胸腔积液的常见原因，但不是唯一的原因。

在检查出胸腔积液后，需要结合患者的全身症状、血液检查指标来初步判断，并通常需要穿刺抽取积液送病理学检查，必要时结合全身检查来判断胸腔积液的性质和原因。例如，结核性胸膜炎的患者，通常会有午后低热，就是下午会出现37.3～38℃的发热，同时伴有乏力及夜间盗汗等症状；胸膜转移癌所致恶性胸腔积液的患者，通常会有咳嗽、咳痰、咯血，或消化不良、大便隐血阳性、排便习惯改变及消瘦等其他原发恶性肿瘤表现；风湿免疫性疾病的患者，通常会有关节痛、皮疹、脱发、口腔溃疡等伴随表现。

在肺癌进展的过程中，尤其是那些生长在肺部周边的病灶，

49. 肺癌和胸腔积液是什么样的关系

癌细胞非常容易掉落至胸膜腔,并种植、生长在胸膜腔上,破坏血管、淋巴管,造成癌性胸腔积液。患者通常有咳嗽、咳痰、痰中带血等肺癌原发症状,血清肿瘤标志物水平可能会升高,胸部影像学检查可以发现病灶,甚至同时伴有肺癌远处转移相关症状。抽出积液后,可以发现积液常呈现血性,积液中的肿瘤标志物亦升高,有时积液中可见癌细胞而确诊,必要时可行经皮胸膜活检

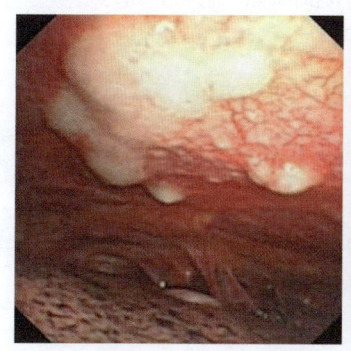 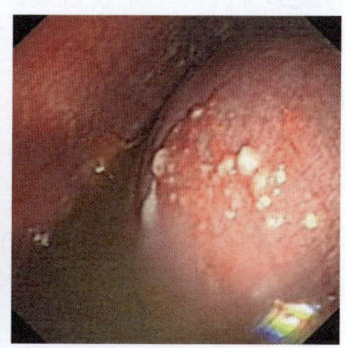

肺癌胸膜转移造成胸腔积液

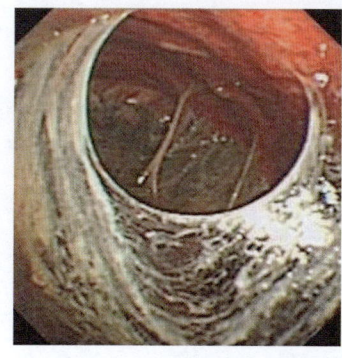 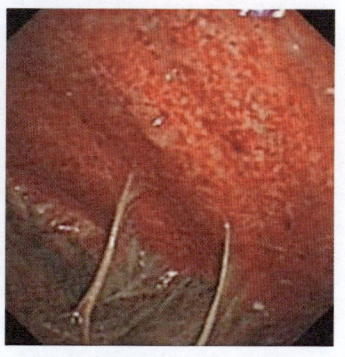

结核杆菌胸膜腔内感染引起胸腔积液

49. 肺癌和胸腔积液是什么样的关系

检查来取得病理学诊断结果，如仍诊断困难，可以借助内科胸腔镜检查术来明确诊断。

肺部病灶已经诊断为肺癌且存在胸腔积液的患者，该胸腔积液90%以上的可能性是由肺癌转移所致。一旦诊断为癌性胸腔积液，肺癌的病情分期便被归为晚期。但在少数情况下，如肺癌靠近中央部位，且病灶较大，可能会堵塞或压迫较大的支气管和血管，造成部分肺叶不张及血液回流障碍，也可能造成胸腔积液，而此时胸腔积液并不是恶性的。只要肺癌在生长的过程中没有转移至胸膜腔，也没有造成上述阻塞或压迫情况，一般都可能不出现胸腔积液。

总的来说，出现胸腔积液并不一定就有肺癌，但肺癌是胸腔积液的常见原因；肺癌并不一定会引起胸腔积液，但如果肺癌伴有胸腔积液，大多数病情都已至晚期。

50 肺癌患者反复头痛需要注意什么

在日常生活中,头痛是一个很常见的症状,对于肺癌患者也不例外。如果一个肺癌患者反复出现头痛,那么需要警惕以下几个问题。

第一,有没有合并可以引起头痛的良性疾病。例如,是否有血压控制欠佳、偏头痛等疾病的病史。如果有上述情况,则针对所合并的疾病进行相应的处理。

第二,有没有使用可以引起头痛的药物,例如在肺癌的治疗中常会使用贝伐珠单抗(安维汀),这种药物本身会引起血压升高和头痛。另外,肺癌化疗过程中常用的止吐药物也会引起部分患者头痛。

第三,有没有合并颅内的肿瘤病变,也就是常说的脑转移。肺癌患者,尤其是有驱动基因突变的肺癌患者,常常会合并颅内转移,而颅内转移的症状之一就是头痛。这里需要特别提出来的是,颅内转移在CT和PET-CT中常常会显示不清楚,一般建议用磁共振来观察颅内病变。在某些特殊情况下,例如出现脑膜转移,磁共振也会显示不清,这时就需要通过腰椎穿刺来获取脑脊液,以便行进一步检查。

还需要特别指出的是,对于部分脑膜转移的肺癌患者,即便是做了头颅磁共振和腰椎穿刺,送检了脑脊液的脱落细胞,也不一定能明确诊断,这时如果临床上高度怀疑脑膜转移,则需要反复多次进行腰椎穿刺检查,寻找其中的肿瘤细胞来明确诊断。

51 肺癌和心包积液是什么样的关系

在肺的周围,除了有胸膜腔,还有心脏。在人体心脏的外周,包围着一层心包膜,心脏和心包膜之间密闭的腔隙就是心包腔,类似于胸膜腔。正常情况下,心包腔里也存在着少量液体,这些液体对于心包的运动起到润滑作用。

由于肺和心脏的位置非常邻近,各种类型的肺癌,尤其是较易发生转移的腺癌和小细胞肺癌,都可能转移到心包腔内,造成心包腔内癌性积液。这些增多的心包积液向外会挤压心包膜,向内会挤压心脏。由于心包膜的扩张度是有限的,当心包积液量过大的时候,心脏就会受到过度的挤压,进而影响全身血液向心脏的回流,患者会出现气急,同时会出现外周血管和器官的淤血,如颈静脉怒张(脖子上的血管变粗)、肝脏淤血肿大、下肢水肿等临床表现。另外,血液回流量的减少也会影响到心脏的射血量,患者脉压差(收缩压与舒张压差值)会减小。

为了诊断心包积液的存在及其量的多少,医生通常会给患者安排做心脏超声检查,如果积液量较大,例如积液的厚度超过1厘米,可以在超声的监视下用细针穿刺心包腔,抽出心包积液;或者可以暂时置入一根细的导管,缓慢、分次引流出心包积液;另外,在置入导管并充分引流积液后,还可以向心包腔内注入治疗药物,抑制癌性心包积液的生成。

需要指出的是,类似于胸膜腔内的积液,心包腔内的积液也并不仅见于肺癌,还见于其他癌症向心包腔的转移,更常见于一些感染性疾病,如结核病等。

52 什么是胸腔穿刺术及胸膜活检术

在患者被检查出胸腔积液后,为了明确胸腔积液的性质和原因,通常需要做胸腔穿刺术(简称胸穿)。

(1)**胸腔穿刺术**:在给予患者局部麻醉后,使用一根特制的针头穿刺进入患者的胸腔,用注射器抽取胸腔内的积液。抽出来的积液可以送病理学检查,以帮助判断导致胸腔积液的病因,同时,抽出积液也可以缓解积液对肺部的压迫症状。对于病灶比较靠近肺部周边而伴有胸腔积液的患者,胸穿往往是确立肺癌诊断的最便捷的方法之一。

当患者出现癌性胸腔积液时,在较低位置的胸膜上常常会有散在分布的转移性病灶,当最简单的胸腔穿刺术不能明确诊断时,就可采用胸膜活检术来帮助明确诊断。

(2)**胸膜活检术**:在给予患者局部麻醉后,将一支经特殊专业设计的胸膜活检器械穿刺插入胸膜腔,钩取壁层胸膜组织,送病理学切片检查。患者在接受胸膜活检术时会有一些局部酸胀不适,但只要患者配合良好,一般很少有较严重的并发症。

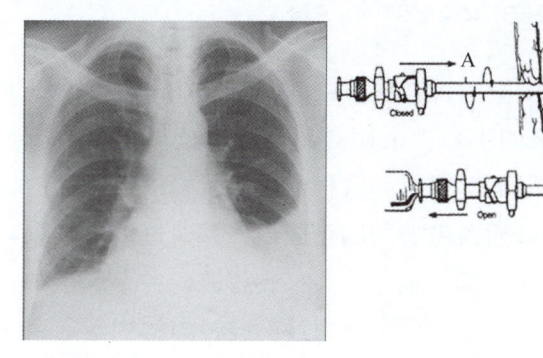
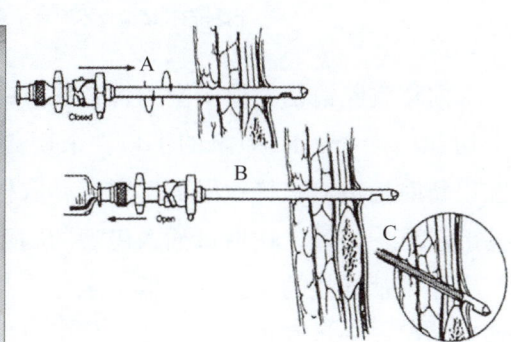

胸膜活检示意图

53 什么是内科胸腔镜检查术

我国于20世纪七八十年代开始应用胸腔镜检查术，经过数十年不断发展和完善，这一检查技术现已非常普及。胸腔镜检查由于观察视野清晰，可直视观察病变的形态、部位和大小，易于进行各种活检操作，组织学检查阳性率高，操作较简便、安全，并发症少等而广泛被患者接受。

当胸腔穿刺术和胸膜活检术等都不能明确胸腔积液的病因时，便可借助内科胸腔镜检查术，根据患者的具体情况，有时也可不采用上述两种穿刺术而直接采用内科胸腔镜检查术。

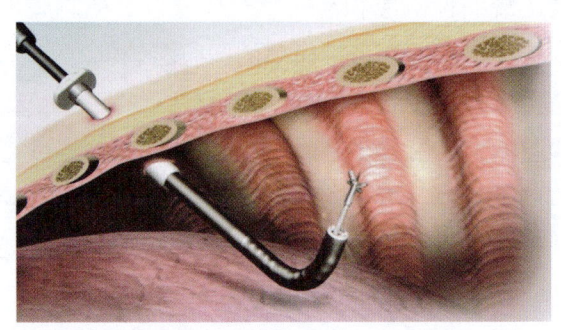

内科胸腔镜检查术原理示意图

内科胸腔镜是一项安全的检查项目，其原理是在患者的胸壁上切开一个1～1.5厘米的小口，采用分离器逐层分离至贯穿胸腔以暂时性造口，将一根下端安装有取相或摄像装置的管性结构（胸腔镜），通过上述造口插入患者的胸膜腔内，并通过以视频线与操作手柄连接的电脑显示器，来分步观察胸膜腔内各个部位的病变情况。一旦发现可疑病变，便可以通过胸腔镜内的中空通道插入活检装置，钳取可疑病变组织送病理学检查。

53. 什么是内科胸腔镜检查术

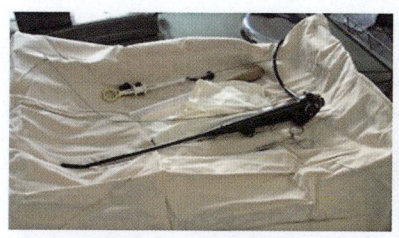

步骤一：手术器械准备

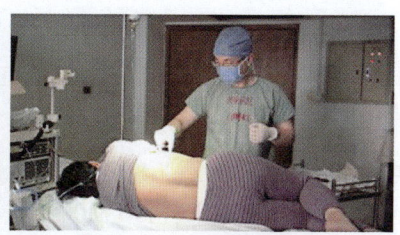

步骤二：术前皮肤消毒

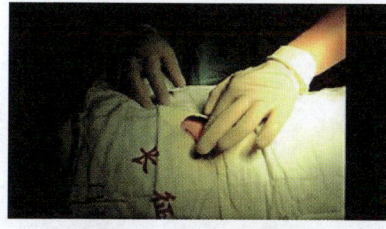

步骤三：手术切口定位

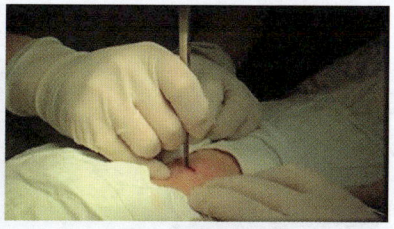

步骤四：建立腔镜通道

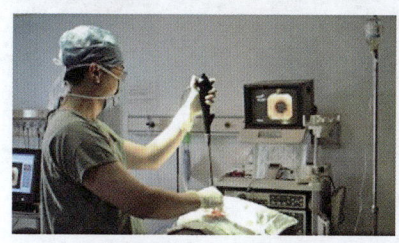

步骤五：腔镜入腔检查

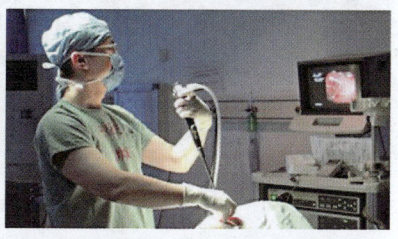

步骤六：系统胸腔检查

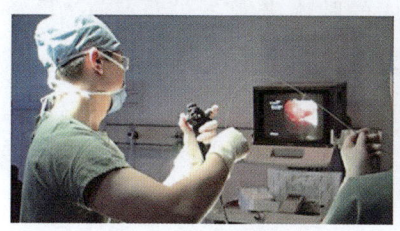

步骤七：直视下胸膜活检

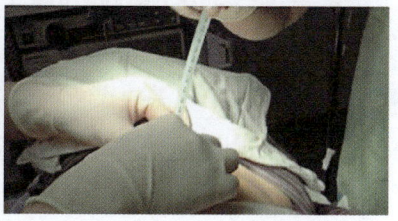

步骤八：术后引流管放置

胸腔镜检查步骤

54 什么是支气管镜检查

支气管镜检查的原理是将一根下端安装有取相或摄像装置的较细管性结构（支气管镜），通过受检者的鼻腔或口腔插入到肺内的各级支气管，通过上端的观察窗口或通过用视频线与操作手柄连接的电脑显示器，来观察深入肺内的支气管内的病变情况。一旦发现可疑病变，可以通过支气管内的中空通道插入活检装置，钳取可疑病变组织送病理学检查。

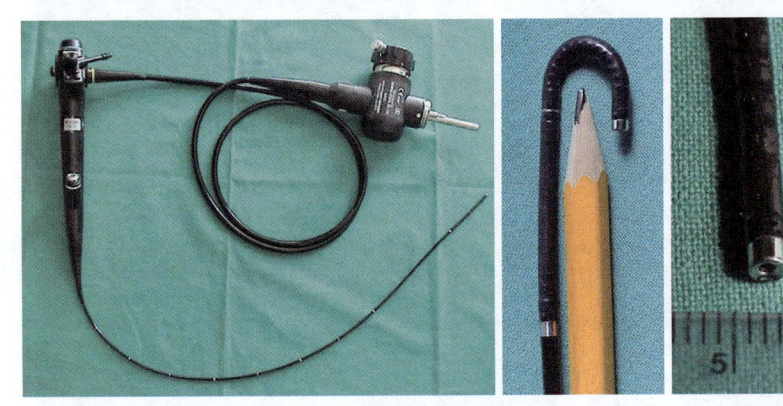

支气管镜的外观

对于可以进行根治性切除手术的肺癌患者，在手术前为明确病灶在气管内侵犯的确切范围，以及在手术后复查气管内切除残端的病变情况，均需要做支气管镜检查；对于没有手术切除机会，由CT判断病灶生长于较大中央气管的肺癌患者，为获取病变组织进行病理学诊断，也需要做支气管镜检查。

肺癌是起源于支气管上皮的癌症，全名其实叫"支气管肺癌"。所以理论上讲，只要支气管镜足够细，就可以看到生长在各

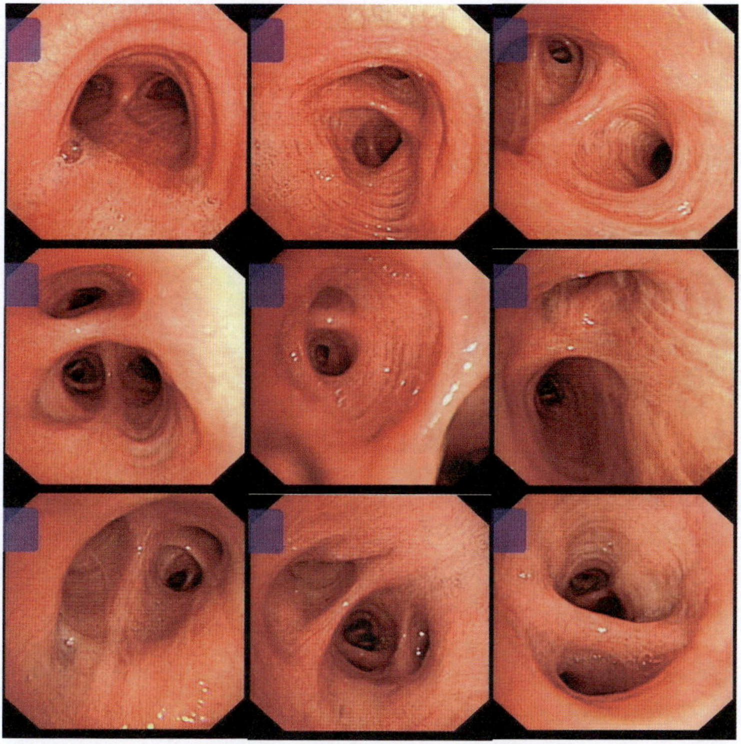

54. 什么是支气管镜检查

支气管镜检查可以全面观察支气管内的病变

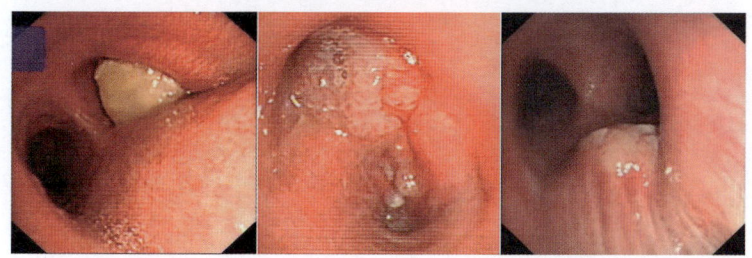

支气管镜检查发现生长于气管、支气管内的肺癌

54. 什么是支气管镜检查

段支气管内的肺癌。但由于受到科学技术水平的限制，目前支气管镜只能到达相对较粗的支气管，尽管如此，支气管镜检查在肺癌诊断中的地位仍然是举足轻重的。每一位没有禁忌证的肺癌待诊患者都应该尽可能地做支气管镜检查。

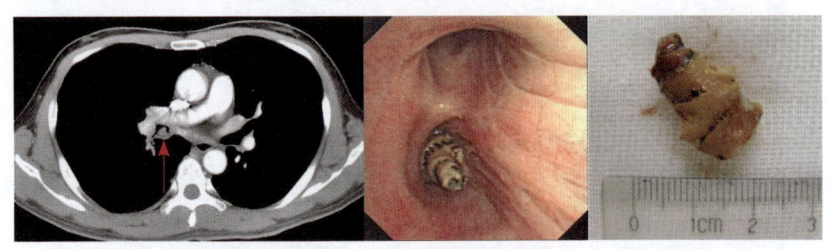

支气管镜鉴别出"酷似"肿瘤的病变——被误吸入肺的食物

另外，支气管镜还可以鉴别诊断出一些容易被误诊为肺癌的病灶，如支气管内异物、支气管内良性肿瘤等。通过支气管镜将上述情况鉴别出来，可以避免患者进一步误诊、误治。

什么是"电磁导航支气管镜"

电磁导航支气管镜是一项新的支气管镜检查技术,其核心就是利用CT重建技术和电磁导航技术给传统的支气管镜装上"千里眼",方便穿透到传统支气管镜无法到达的部位。

电磁导航支气管镜与普通支气管镜相比,多了一张特别的电磁检查床。在检查前,需要通过CT检查进行重建,得到模拟的气管内图像,然后通过电磁导航的方式,引导支气管镜下精准地穿刺,获取普通支气管镜无法达到的外周部位的病灶,以利于临床诊断。

由于电磁导航支气管镜操作的时间较长,因此在操作的过程中,患者需要处于麻醉状态。另外,由于电磁导航支气管镜在穿刺的时候不会穿过胸膜,因此其安全性较传统的经皮肺穿刺活检有了明显的提高,穿刺过程中所引起气胸的比例也大大降低。目前的数据显示,传统的经皮肺穿刺发生气胸的概率为25%左右,而电磁导航支气管镜穿刺的气胸发生概率仅为10%以下。

总的来说,电磁导航支气管镜已经越来越受到关注,虽然其目前价格比较昂贵、进一步的临床应用结果还需要通过大样本的研究来确认,但随着电磁导航支气管镜系统软硬件不断提高与完善,为周围性肺部疾病病理学诊断提供了新的手段。

56 什么是"超声支气管镜"检查

所谓的"超声支气管镜",又名"支气管镜下气道超声",是利用支气管镜将微小的超声波探头伸入病患气管或支气管内,将气管内的超声视频传导至支气管镜显示屏上,医生可观察气管旁的小淋巴结病变、恶性肿瘤侵蚀气管壁的程度,以及肺部周边的小病灶;在超声的引导下,医生还能对"潜伏"于较深处的病灶或淋巴结进行穿刺活检,送病理学检查。

对于常规支气管镜难以定位的气管黏膜下病灶,或管腔周围病灶,以及气管远端病灶,为准确获取组织学标本送病理学检查,超声支气管镜则可以"大显身手"。

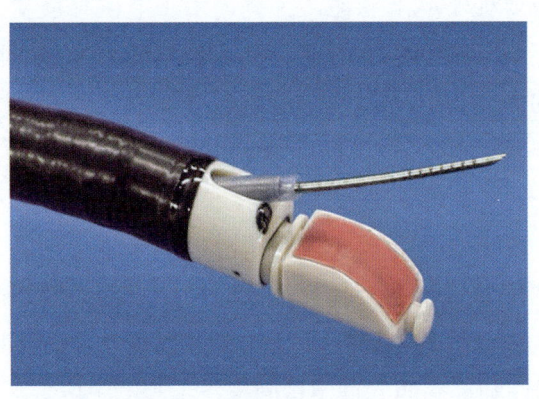

超声支气管镜探头及穿刺针

小贴士

超声检查是一种无色、无味、无害的检查方法,患者可以放心地接受该项检查。

57 什么是"荧光支气管镜"检查

所谓的"荧光支气管镜"是一种新型的诊断用支气管镜,是指在做支气管镜检查时,直接以荧光照射支气管内黏膜,根据不同性质病灶所放射出的荧光颜色的不同来判断病灶的性质,还可对可疑的黏膜进行活检,送病理切片予以确认。

一般在使用荧光支气管镜对患者进行检查之前,首先要进行常规的白光支气管镜检查,若在白光支气管镜下无法检测到明确的病变,或无法对异常病变进行准确的定性,则可切换至荧光检查模式。

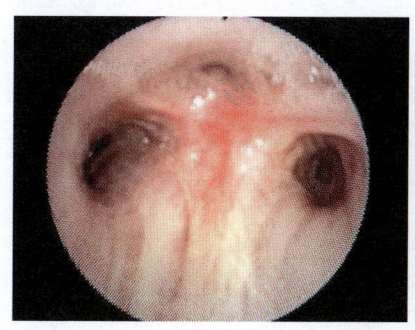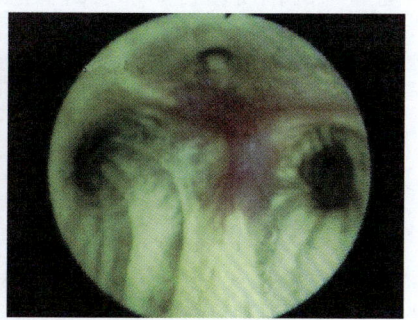

荧光下(右)发现了普通光下(左)难以发现的黏膜下病灶

针对长在气管或支气管上的中央型肺癌来说,荧光支气管镜是最佳的早期诊断利器。以自体荧光支气管镜检查探查早期气管内癌前病灶,敏感性可达80%,是传统支气管镜的3倍以上,特别是对于发现气管黏膜上的癌前病灶,其敏感性是传统支气管镜的6倍以上。

58 做支气管镜检查时，患者需要做好哪些准备

支气管镜检查是临床上一项最常用的检查项目，大多数的肺部及气管疾病，以及某些感染性疾病都需要通过支气管镜活检术来明确诊断，所以在进行上述各种支气管检查时，患者不必紧张。一般来说，在行支气管检查的前、中、后各个阶段患者需要注意以下几个事项。

1）检查前一般需要禁食6～8小时，以避免在进行支气管镜检查过程中因对胃肠道刺激而产生呕吐和误吸。

2）支气管镜一般经口或经鼻置入患者的下呼吸道，在支气管镜插入前，需进行局部麻醉。患者一般多采取仰卧位，不能平卧者也可采取坐位。

3）在支气管镜插入的过程中，患者要避免咳嗽，要深吸气，放松，不要紧张。

4）在完成支气管镜检查后，患者需要观察半小时左右方可离开检查室，根据操作时间的长短，患者要继续禁食2～3小时，以避免因声门闭合欠佳而造成误吸。患者检查后第一餐以半流质、少辛辣刺激性食物为主。

5）部分患者术后可能会出现鼻或咽喉不适、疼痛，声音嘶哑，吞咽不畅或痰中带血等表现，一般无须特殊处理，休息后可于数日内自愈。

59 什么是CT引导下经皮肺穿刺检查

CT引导下经皮肺穿刺检查又称肺穿刺，由于定位准确、操作简单，具有检出率高、并发症少等特点，是临床上常用的一种微创介入诊断方法。

当疑诊为肺癌的病灶位于肺部较外周的位置，支气管镜不能发现或钳取不到病灶，又不存在胸腔积液或胸腔积液相关检查仍不能明确诊断时，则需要采用CT引导下经皮肺穿刺检查来帮助明确诊断。

方法是以CT来准确定位病灶及体表穿刺点和穿刺方向，将专用穿刺枪通过引导经胸壁直接刺入病灶，获取病变部位的组织，送病理学切片检查。在操作经验丰富的前提下，通过穿刺获得确诊的阳性率是较高的。穿刺时可造成少量出血，一般可自行停止，同时有50%的可能性会出现少量气胸及气体漏入到胸膜腔，一般可很快吸收。如果气胸量较大或吸收困难，则可进行胸腔穿刺抽气或胸腔闭式引流、胸腔负压引流等以促进气胸恢复。在穿刺检查后，患者应卧床休息4～6小时，禁止剧烈运动，同时需要密切观察患者的生命体征，防止较严重的并发症。

需要指出的是，体质衰弱、凝血功能较差或不能配合的患者是不适宜做穿刺检查的。另外，由于在穿刺的过程中理论上有造成癌细胞经穿刺通道种植转移的风险，对于一些还有机会接受手术根治的患者，也不宜首先选择经皮肺穿刺检查。

60 支气管镜下穿刺好还是经皮肺穿刺好

正所谓"寸有所长，尺有所短"，应该根据患者情况的不同来选择适宜的穿刺方式。

人的气管就像是一棵树，主支气管像是树干，而接下来一级级的气管像是树权和更小的分枝。对于靠近粗大气管的病变，应首选气管镜检查，相对来说其创伤小，可以直接看到病灶并进行活检，阳性率高。但对于靠近外周的病变，由于所对应的气管管径太小，支气管镜无法探及，就需要选择经皮肺穿刺检查。经皮肺穿刺活检基本上都是在CT引导下进行的，与支气管镜下穿刺活检相比，CT引导下的穿刺不可避免地带来了一部分的放射线暴露。此外，经皮肺穿刺会带来诸如气胸、出血等穿刺损伤。当然，在有经验的医生的操作下经皮肺穿刺活检也是相对安全的。

近些年，随着技术的进步，逐渐出现了所谓的"超声支气管镜"及"电磁导航支气管镜"，就像在传统的支气管镜上面又装上了"千里眼"，能够对传统支气管镜下看不到的部位进行活检，大大扩展了支气管镜下活检甚至治疗的适应范围。

> **小贴士**
>
> 电磁导航支气管镜就像是引导穿刺活检的GPS定位系统。具体做法是，在穿刺前先利用CT扫描获得肺部图像，然后利用计算机技术合成三维图像，就像是一张"地图"。然后将直径只有1.9毫米细的探头和导管探入气管内，利用患者背部可以发射电磁波的电磁定位板探知探头的位置，再结合刚才做好的"地图"来实时指导医生将探头伸入病灶部位。

61 为什么诊断肺癌时，需要做全身骨ECT扫描

ECT是发射型计算机断层扫描的英语简称，是当代医学影像技术的重要组成部分，是计算机辅助断层技术在核医学中的应用。

全身骨ECT显像剂为^{99}Tc-MDP，用于骨显像辐射剂量小，敏感性高，最早能在X线检查发现骨转移之前13个月即有阳性发现，其敏感性较X线检查高50%～80%，故作为骨转移的初筛选诊断意义超过X线检查或CT。但ECT存在"非特异性"的缺点，不能以它来定性，也就是说，在ECT发现骨骼被破坏后，要区分这种破坏是既往骨折等良性病因导致的，还是骨转移导致的，需要医师结合患者的其他指标综合判断。

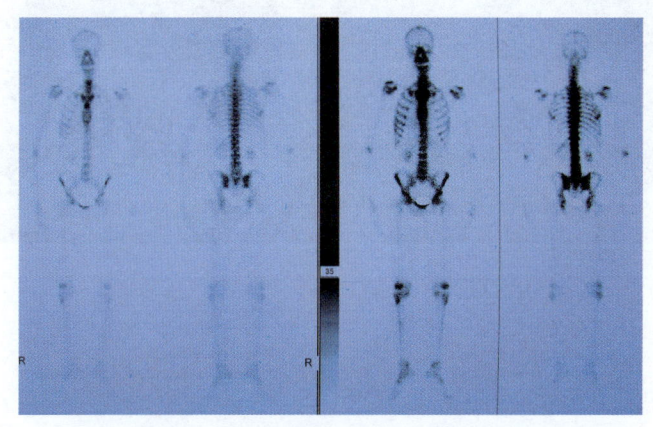

全身骨ECT扫描可以清楚地显示骨骼的代谢情况

由于各种病理类型的肺癌均可发生骨转移，而明确是否存在骨转移，对后续治疗方案的制订具有重要指导意义。因此，所有肺癌患者在确立诊断时，或在后续治疗或随访过程中出现骨痛症状时，均应该做全身骨ECT扫描。

62 MRI比CT贵，用MRI检查肺部会更好吗

磁共振成像（MRI）和CT的原理不同，这里不做专业论述。

针对胸部的病变而言，CT对于肺组织和血管的分辨率均较好，MRI对于血管的走行及其与周围组织关系的观察具有一定长处。绝大多数情况下，CT对于肺部病变的观察已经足够，因此，除非特别需要观察血管构象关系等情况，否则一般较少使用MRI来进行肺部的检查。

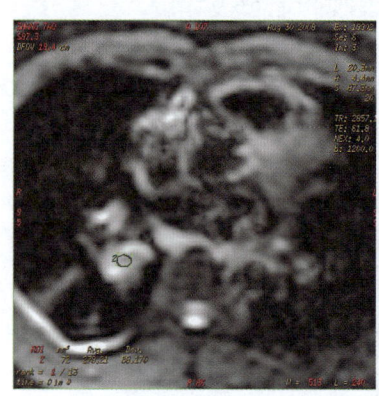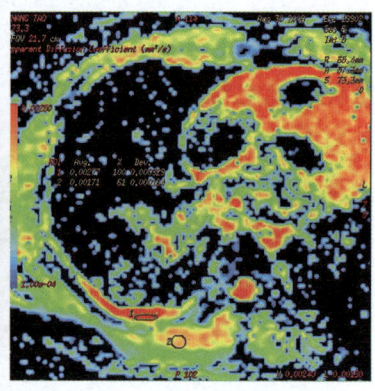

MRI在反映病灶血供及血管方面具有一定特色

小贴士

MRI是一种无色、无味、无害的检查方法，对于肺癌患者，常用于探别是否存在脑转移。但体内存在金属性置入物如心脏起搏器的患者，则不适合接受MRI检查。当然，随着技术的发展，越来越多的医疗置入物使用了无磁性的"钛合金"，体内有此类置入物的患者是可以安全地接受MRI检查的。

63 全身PET-CT扫描是什么样的检查

PET，即正电子发射计算机断层扫描，是利用FDG（氟代脱氧葡萄糖）模拟葡萄糖进入细胞，进行初步的糖代谢，观察癌细胞摄取、消耗额外葡萄糖的现象来诊断癌症。虽然细胞增加葡萄糖代谢的现象也见于少数良性组织，但最常出现的还是恶性肿瘤组织，所以PET普遍应用于各种癌症的诊断、分期与追踪。

然而，在诊断肺癌方面，PET是不能取代胸部CT检查的。因为胸部CT检查可精确度量肿块大小及邻近组织的受侵犯程度，最

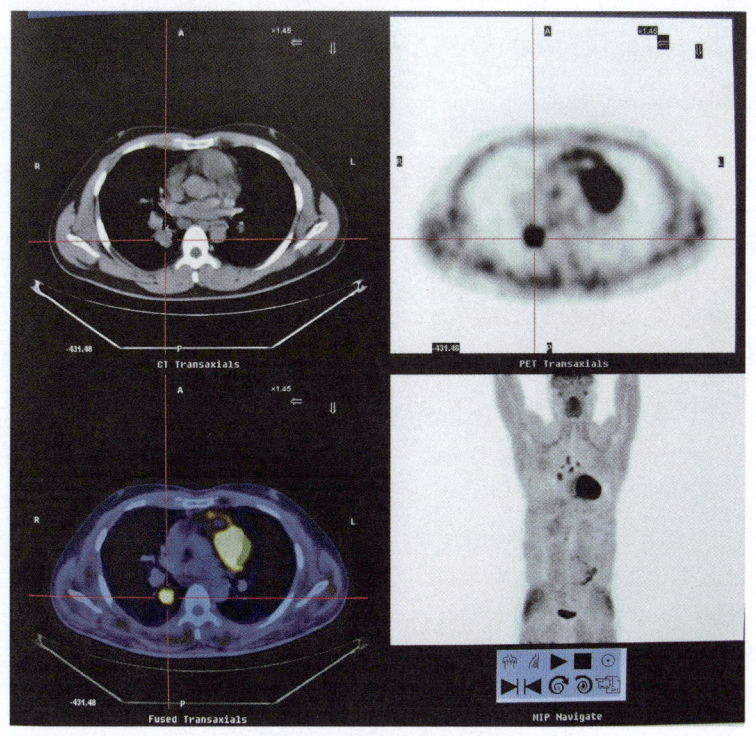

PET-CT检查发现了肺部的高代谢病灶——肺癌

63. 全身PET-CT扫描是什么样的检查

新的科技甚至已将这两项影像融合定位，或干脆利用同时配备有CT的PET仪（即所谓的PET-CT扫描仪），同时进行定性与定位的检查。此外，对于脑部有无癌细胞转移，PET也无法取代磁共振（MRI）或CT检查。

这里需要指出的是，少数情况下，PET-CT检查也存在"假阳性"（即本来没有癌症，检查结果却提示阳性）和"假阴性"（即本来存在癌症，检查结果却提示阴性）的情况。例如，球形的肺结核病灶偶尔会由PET-CT误判为"肺癌"，而腺癌的某些亚型会因为其具有低代谢率的特点，常常会不出现高代谢摄取而被PET-CT忽略。

> **小贴士**
>
> 尽管PET-CT检查是一种较为先进的检查方法，但由于其具有一定的放射性伤害，价格昂贵，而且多数情况下普通CT检查已经能帮助判别出病灶的性质，故不建议对肺癌患者常规安排PET-CT检查。

全身PET-MRI扫描是什么样的检查

PET-MRI是PET-磁共振成像的简写,与PET-CT的原理相似,都是把放射性的示踪剂通过静脉注射入体内,让肿瘤出现显影,再与磁共振的影像结合起来,观察肿瘤在身体内部分布范围的一种影像学检查手段。

PET-MRI与PET-CT相比,影像学检查的手段由CT更换为磁共振,因此带来了两者最大的区别。我们知道大脑是PET-CT相对的"盲区",因为在PET-CT的检查过程中,颅内的本底代谢本身就很高,很难发现隐藏在其中的可能的肿瘤病灶,尤其是肿瘤病

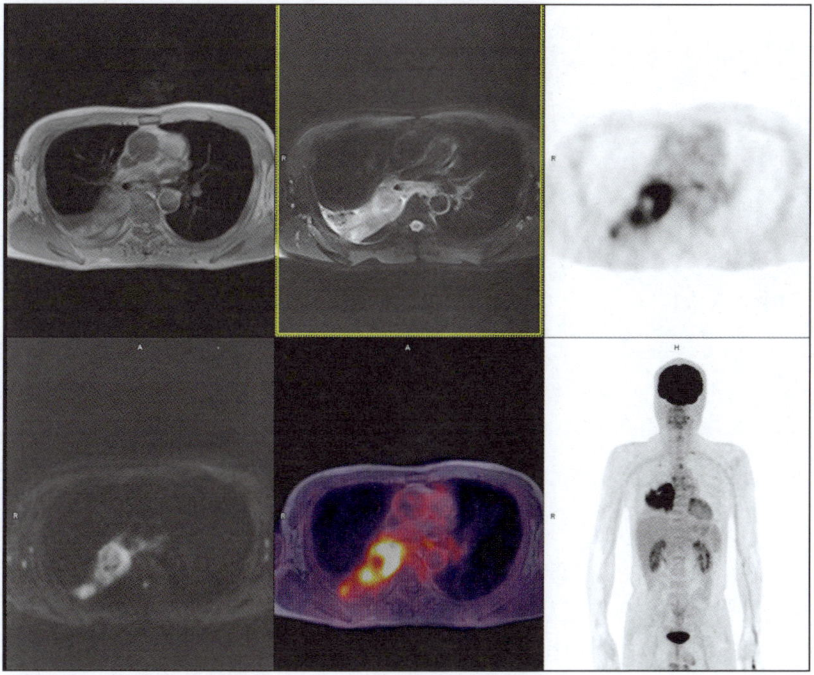

PET-MRI影像图

64. 全身PET-MRI扫描是什么样的检查

灶比较小的时候，在PET-CT上往往会出现漏诊。而PET-MRI检查相较于PET-CT，对颅内病变的显示会更加清楚，特别适合肺癌这种容易出现颅内转移的患者全身评估。

需要指出的是，由于磁共振对于肺部原发病灶的显示不够清楚，所以在做PET-MRI的时候，往往会用CT的方式对肺部的病灶进行更为清楚的观察。

除了对颅内病变显示更为清楚之外，PET-MRI与PET-CT相比，能够减少检查过程中所带来的辐射。

> **小贴士**
>
> ### PET-MRI 是全身 MRI 吗
>
> 在临床上，常有患者说自己做了"全身MRI"，其实PET-MRI不等同于全身MRI。后者是范围包括了全身各部位的磁共振检查，并没有使用造影剂，所以在肿瘤显影方面，逊于PET-MRI。

65 如何减少PET-CT的辐射损伤

肺癌患者在明确诊断、术后监测及化疗疗效评价的时候可能需要进行PET-CT检查，而PET-CT检查具有一定的辐射，应该知晓如何减少PET-CT的辐射损伤。

PET-CT的辐射来源于X-CT和放射性核素两部分，首先来看CT扫描。PET-CT中的CT扫描一般采用更低的电流采集，全身扫描的CT辐射剂量比常规局部CT扫描的辐射剂量还要低一些。香港大学的研究结果显示，PET-CT检查中CT的有效辐射剂量对女性和男性分别是7.22毫希和7.42毫希。而且从技术层面，常规PET-CT显像中的CT扫描一般建议采用低剂量（低毫安）扫描模式，对可疑脏器则局部采用诊断剂量扫描，尽量减少受检者的辐射剂量。当然，如果使用磁共振的方式来替代CT则能够避免这部分的放射性。

PET-CT检查的第二部分辐射主要来源于放射性核素，绝大多数采用的是氟-18（^{18}F）发射正电子所产生的高能γ射线。每次检查的核素辐射剂量为4.7～7.8毫希，第三代PET-CT可能降至3.9毫希。所用的放射性药物为生理代谢物的类似物，且衰变很快，在几个小时内就完全从人体内消失。为了减少这部分辐射，受检者需要通过多喝水来加速药物排泄，并避免尿液沾染衣物，排便后及时洗手。

由于PET-CT使用的核素具有放射性，还需要考虑对周围人的辐射影响。一般来说，氟-18标记的药物在注射2小时后，体内大多放射性核素已衰变和排泄，对周围1米范围内人群的辐射剂量已下降到0.01毫希/小时以下，是非常安全的，且随着时间延长剂量更低。但一般建议在接受检查后的24小时内尽量不要近距离接触孕妇和儿童。

66 为何全身PET-CT检查后还要做增强CT和MRI

在临床上，对于高度疑似肺癌的患者，医生往往会建议去做一个全身的PET-CT检查，以"短、平、快"地明确肿瘤侵及的范围，从而确定是否能够进行手术根治。但在做了全身PET-CT之后，有时候医生还会建议患者再去做一个胸部增强CT和头颅MRI。很多患者就会疑惑：为什么医生给我做了这么贵的全身检查，还要再重复检查胸部CT和头颅MRI呢？其实这并不是简单的重复，而是对疾病的治疗和随访至关重要的检查。

首先说头颅MRI。我们知道肺癌是非常容易出现颅内转移和骨转移的肿瘤，PET-CT对骨转移病灶的敏感性和特异性都很高，一般来说不会漏掉可疑的病变，但对颅内转移病灶而言，PET-CT就显得力不从心了。主要原因是大脑的糖代谢非常旺盛，在PET-CT上显示出很强的"彩色"，以至于即使有肿瘤转移，病灶也不能通过糖代谢的高低显现出来，容易漏掉颅内的转移病灶。漏掉转移病灶后就可能将原本晚期的肿瘤当作是早期，接受不必要的手术或者是选择错误的药物。

其次是胸部增强CT。有人觉得PET-CT已经对肺部进行了清晰的扫描，再重复增强CT检查似乎是画蛇添足，其实不然。临床上我们常常这样跟患者打比方，PET-CT就像是中国地图，对全局显示好，但局部细节显示差；胸部增强CT就像是某个省的地图，对局部细节的显示要好于PET-CT。当我们知道病变主要集中在胸部的时候，单纯的一个胸部增强CT带来的信息要远远多于PET-CT。这时就像用一张中国地图寻找上海的某个区远不如使用上海地图方便。从另一个角度讲，在治疗后反复使用PET-CT检查来对照病灶大小的变化显然不如普通的增强CT便捷和经济。

为什么在诊断肺癌时需要做基因检测

在诊断肺癌时，医生通常会安排对患者的肿瘤组织标本或血液标本进行有选择性的基因检测，这是非常必要的。

以往，医生在制订治疗方案时，最重要的决定因素是患者的病理类型，但在给予患者化疗或靶向治疗后发现，不同的患者治疗效果存在显著的差异。近年来，新的研究表明，即使是同一种病理类型，在不同的患者间，基因表达和突变状态也差异明显，而这些不同的基因表达和突变状态则决定了患者对化疗、靶向治疗等治疗方案的敏感性。

目前，推荐在临床开展的肺癌基因检测对象主要为肺癌驱动基因、药物敏感性或耐药性基因、药物毒性基因等。例如，在存在 EGFR 第19外显子缺失突变的患者人群中，约85%的患者对靶向治疗药物——酪氨酸激酶抑制剂（TKI）是敏感的，推荐使用靶向药物；在存在 EGFR 第21外显子点突变的患者人群中，约60%的患者对TKI是敏感的，也推荐使用靶向药物；在存在 EML4-ALK 融合基因或 ROS1 基因重排的患者中，新的肺癌靶向药物克唑替尼会具有相对良好的疗效；存在 MET 基因突变的患者，也可以选用新的针对 MET 基因突变的靶向药物（如赛沃替尼）等。

通过检测每位患者相对详细的"基因表达谱"，可以为每位患者"量身定做"最佳的治疗方案，并将各种治疗手段合理组合，最大限度地发挥药物的作用，为患者带来生存期的延长和生活质量的提高。应该说，目前阶段肺癌领域的主要靶向治疗药物都需要在明确靶点后进行治疗，"无靶点，不靶向"已成为业界的共识。

68 一代测序、二代测序是怎么回事

在临床实践中,医生常常会提到"一代测序"和"二代测序",这两者之间有什么区别,又该如何选用呢?

我们所说的"测序",简单来说,就是检测基因的序列,通过基因序列的变化来了解病变情况,进而判断肺癌患者的预后及对药物的敏感性。

所谓的"一代测序",就是早期的检测基因序列变化的技术,其中包括了许多种类的方法,总体而言,其特征是所检测的基因长度长,所需时间短。但是"一代测序"只能测定已知的基因突变,对于未知的基因突变,就力不从心了,而且每次检测所涵盖的范围非常有限。

"二代测序"是应用了新的检测方法,通过计算机对反复测定的"短"片段进行分析,从而得出基因序列变化,其耗时略长于一代测序,但其所涵盖的基因序列更加广泛,一次可以检测数百个基因;不仅能涵盖已知基因突变,也能测定未知基因突变,对于医生而言,能够获得更多的有用信息。

在临床实际应用中,虽然既往"一代测序"应用比较广泛,但目前"二代测序"已经在蓬勃发展,临床应用日趋广泛。

总的来说,对于只检测单个已知的基因突变,临床上倾向于选择"一代测序"的方法,这样不仅总的费用低,而且耗时短;但如果需要同时检测多个基因突变,临床上倾向于做二代基因测序。对于肺癌患者,由于需要同时检测 *EGFR*、*ALK*、*ROS1*、*MET* 和 *HER-2* 等基因,二代测序是更好的选择。此外,随着免疫治疗的兴起,通过二代测序拿到肿瘤突变负荷(TMB)的数据,对于肺癌患者的治疗选择具有非常重要的意义。

69 基因检测能预测或诊断肺癌吗

预测肺癌一直是医生和患者的梦想，随着医疗技术日新月异的进步，医学界对于人类基因组的认识越来越深入，在肿瘤诊疗中所积累的数据也越来越多，但到目前为止仍然没有"破译"人类基因组的密码，也没有发现能够对肿瘤的发生有明确预测意义的基因。我们期待这一天尽早到来。

另外一个实际的问题是，能否通过基因检测来诊断肺癌。如果有患者在体检时进行了血液的基因检测，结果发现了 $EGFR$ 基因突变，是否就能说这名患者得了肺癌呢？当然不能。首先，血液的 $EGFR$ 突变检测可能会出现假阳性；其次，即使是血液中真的存在 $EGFR$ 基因突变，也不能说明其突变的来源。虽然基因检测在肺癌的治疗中有着举足轻重的地位，但其前提是肺癌的病理学诊断明确，不能通过非肿瘤组织测定 $EGFR$ 基因突变来进行肺癌的诊断。

小贴士

近年来，"循环肿瘤细胞检测"的字眼在肿瘤领域出现的频率越来越高，其本质是利用一系列生物技术将血液中存在的肿瘤细胞鉴别出来。由于血液中正常的血细胞数量众多，是肿瘤细胞的数亿到数千亿倍，因此此项检测就像"大海捞针"一般。目前的诸多研究已经在肿瘤术后预测肿瘤复发、化疗过程中判断疗效时发现了循环肿瘤细胞的实际意义，未来这项技术一定会在肿瘤的治疗中占有一席之地。

70 基因检测应该拿什么去做

在做基因检测的时候,医生经常会提到"蜡块""白片"等字眼,这到底是什么意思呢?为了说清楚这件事,首先我们要知道一些基本的概念。所谓的"基因检测",简单地说就是测定体内遗传物质的特点。从检测的标本来说,可以是肿瘤组织,也可以是血液,甚至可以是有肿瘤细胞的胸腔积液或者是痰标本;从检测的物质来看,可以是DNA,可以是RNA,也可以是蛋白质;从检测的方法来看,可以是简单的免疫组化染色,可以是PCR分析,可以是免疫杂交,也可以是基因测序。因此,做基因检测时选择怎样的标本要根据检测目的、检测方法及当地所具备的技术条件来综合考虑。

总体来说,为了测定肺癌本身的特点(如*EGFR*基因突变),最好是选择肿瘤组织进行测定,这里的肿瘤组织可以选取手术或穿刺取得的新鲜组织,也可以选取为了长期保存组织制作而成的"蜡块",也可以是从"蜡块"上切下来的4~10微米的"白片"。当肿瘤组织难以获取时,在具备相应技术条件的地区,含有肿瘤细胞的胸腔积液和痰液也可作为一种选择。

由于肿瘤的DNA会部分进入血液,而血液标本具有容易获得、方便动态测定等优点,因此,近年来学术界对于利用血液中的肿瘤DNA分析肿瘤特征的所谓"液体活检"非常关注。随着学界对于液态活检的研究越来越深入,液态活检的地位已经从组织活检的"替代方案"上升到了与组织活检相互印证和补充。

检测肿瘤患者本身的遗传特性,一般是利用血液标本,得到正常细胞的遗传物质后进行检测。

71 什么是液体活检

液体活检是近年来肿瘤基因检测领域非常热门的话题。所谓的"液体活检"就是相对"固体活检"而言的。传统的活检需要取下一块"固体"的肿瘤组织来进行检测,而液体活检,顾名思义是用"液体"来进行检测。

这里所说的"液体",狭义上是指血液。我们知道肺癌患者体内的肿瘤细胞也参与了机体的新陈代谢,会释放一部分肿瘤相关的遗传物质到血液中,而液体活检就是利用相关的技术手段把这些肿瘤细胞所释放出来的物质找出来并进行检测,从而反映肿瘤的特征。广义上的"液体",还包括胸腔积液、脑脊液等,但这些标本的检测不仅可以利用从液体中提取出来的DNA进行检测,还可以利用肿瘤细胞进行检测,与血液检测不完全相同。新近的研究结果也发现,对于胸腔积液、腹水和脑脊液等含有肿瘤细胞的恶性浆膜腔积液,提取液体中的DNA来进行基因检测,其阳性率高于对富集其中的细胞所进行的检测。

液体活检与传统的组织活检相比,最大的优势就是标本获取容易,便于动态检测,是医生了解肿瘤的"新式武器"。

当然,液体活检所需要检测的是血液或者浆膜腔积液中肿瘤组织所释放的DNA,由于这些DNA与正常组织所释放的DNA混杂在一起,若要把它们区别出来并且进行检测,得需要较高的技术含量。因此,液体活检的价格要高于组织活检。

72 液体活检与组织活检相比，准确性如何

检测进入体液中的循环肿瘤细胞（CTC）和循环肿瘤DNA（ctDNA）是液体活检中发展最迅速的两个领域，也是目前临床上能接触到的液体活检方式。

在使用液体活检的时候，无论是临床医生还是患者，都会有一个疑问，那就是液体活检与组织活检相比，其准确性如何，能否准确反映肿瘤组织突变的情况。

这个问题在医学上已经进行过探讨。如果我们把组织活检作为标准，用液体活检的结果与其进行对照，那么液体活检准确反映肿瘤组织突变的概率在60%～90%。在质量控制较好的研究中，有80%～90%的一致性，总的来说，还是可以满足临床需求的。

笔者所在团队2021年针对这一问题专门进行了研究，并把相应的研究成果发表在知名SCI期刊——《肺癌转化研究》（*Translational Lung Cancer Research*，TLCR）。我们的研究发现虽然组织检测的阳性率更高，但也有"哑火"的时候，如果有条件把组织和血液同步进行检测，则会最大可能获取肿瘤突变信息。此外，肿瘤标志物的高低可以预测组织和血检一致性的高低。如果CA 19-9和CYFRA 21-1两个肿瘤标志物明显升高，此时外周血肿瘤标志物就能够有95%以上的概率准确反映肿瘤组织基因突变的情况。

73 液体活检能取代组织活检吗

既然液体活检如此之便利，可否用液体活检来取代组织活检呢？答案是否定的。

第一，液体活检无法看到完整的组织形态，不能替代病理学诊断，而后者是肿瘤诊断的"金标准"。这一点是液体活检永远无法替代组织活检的地方。

第二，液体活检对技术的要求更高，在目前的条件下，尚不能达到和组织活检一样的准确率。当然，随着技术的不断进步，液体活检与组织活检测定肺癌患者基因突变的一致性已经由初期的50%左右，提高到了目前的80%～90%，甚至能够达到90%以上。

基于液体活检的准确性和可靠性不断提升，学界对于液体活检在肺癌中应用的观点已由"组织活检的有益补充"上升到了"可以先采用液体活检进行检测"的高度。

另外，最新的研究也发现，对于组织活检基因检测阴性的患者，也可以采用液体活检的方法寻找到存在的突变基因，这也是液体活检未来应用上的很重要的方面。在临床上，比较容易引起争议的是，液体活检和组织活检之间谁是"金标准"，谁能够替代谁的问题。总的来说，临床上"液体活检"和"组织活检"并不是有你无我的关系，而是相互补充的关系。

74 重复进行基因检测有必要吗

在进行基因检测的过程中，一个非常现实的问题就是重复检测有无必要。这个问题应该分以下几种情况讨论。

一般而言，在经过技术认证的或质量控制严格的检验中心所做的检查，其质量是可以得到保证的，不需要重复检测以排除检验误差。那么这就意味着在质量控制不严格的检验中心所做的检查结果可能会出现误差，所以临床医生在判断检验结果的时候往往还需要斟酌报告的可靠性，其主要依据就是检验中心的规模、水平、检验样本的质量控制及报告的规范程度。对于检验水平存疑的报告在必要时要重复检测进行复核。

除了检验本身的误差之外，还需要考虑肿瘤本身异质性的问题。所谓的肿瘤异质性可以把肿瘤理解成一个杂色的玉米，其中每个玉米粒就像是肿瘤细胞，而玉米粒颜色的不同就像是具有不同生物学行为的肿瘤细胞。这种异质性在学界叫作"空间异质性"，即同一个肿瘤是由不完全相同的肿瘤细胞组成。穿刺的时候仅仅穿刺到其中的一部分细胞是不可避免的，因此，其检验结果不能反映肿瘤全貌。除了"空间异质性"之外，还有"时间异质性"，也就是随着时间的演变，肿瘤内部也会发生变化，某一种细胞的量会变多，而另外一种细胞的量会变少。这也会导致肿瘤的 *EGFR* 突变检测结果不一致。

另外，在肺癌治疗的过程中，肿瘤细胞本身也会出现变化。例如使用EGFR-TKI治疗过程中出现继发耐药的患者60%以上会出现T790M突变，这时也需要重复检测以明确肿瘤突变的原因并选择相应的治疗药物。

75 什么是"癌性淋巴管炎"

癌性淋巴管炎是肿瘤转移到肺部的一种特殊形式,本质是肿瘤细胞沿着肺内的淋巴管播散,并在淋巴管内弥漫生长,可见于肺癌、乳腺癌、胃癌、胰腺癌等的肺内转移。通俗地讲,如果把淋巴管比作水管,癌性淋巴管炎就像是水管内生了锈,应该正常引流的淋巴液受阻,导致患者出现咳嗽、咳痰和气急等症状。

癌性淋巴管炎的治疗最重要的就是控制肿瘤本身,往往在控制肿瘤的同时癌性淋巴管炎即可好转。此外,还需要针对癌性淋巴管炎引起的症状进行相应的对症处理,例如吸氧、镇咳、利尿等治疗。

在临床上,容易与癌性淋巴管炎混淆的是肺部感染,尤其是所谓的"间质性肺炎"。两者往往在临床症状和影像学表现上有诸多相似之处,需要临床医生仔细鉴别。

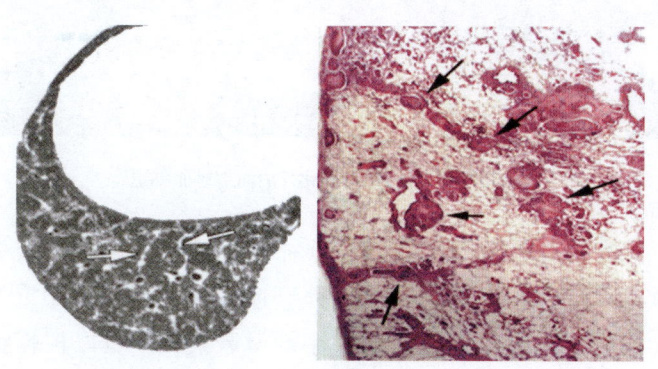

癌性淋巴管炎

76 什么是"上腔静脉综合征",危害大吗

少数患者在被诊断为肺癌的同时,亦被诊断为"上腔静脉综合征",这一综合征常常由某些类型的肺癌,如小细胞肺癌、肺腺癌等引起。

上腔静脉收集来自头面部、上胸部、上肢部位的回流血液,并将回流血液输送至心脏。上腔静脉穿行于纵隔内,其穿行部位的周围分布着多个淋巴结。当小细胞肺癌等容易转移的肺癌造成纵隔内淋巴结肿大甚至淋巴结融合时,可包绕、压迫上腔静脉,使得头面部、上胸部、上肢部位的血液回流受限,血液被"憋"在上述部位的血管及组织内,造成头面部肿胀、体表静脉充盈明显等症状,即为"上腔静脉综合征"。

肺癌患者在出现头面部肿胀、颈静脉怒张等症状时,可以通过胸部增强CT检查来明确是否已经出现"上腔静脉综合征"。

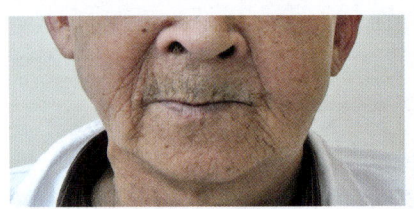 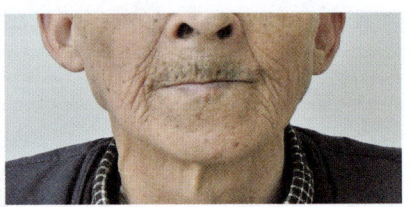

上腔静脉综合征患者在化疗后面部肿胀消退

当上腔静脉受到严重挤压造成血液回流趋于断流时,患者会有生命危险。因此,在临床治疗肺癌过程中,当遇到严重上腔静脉综合征时,除了给予利尿剂和小剂量激素外,可以根据情况施行紧急的化疗,以尽可能争取在上腔静脉血液断流前,使药物起效,缩小压迫上腔静脉的癌性淋巴结,避免血液断流。如果血管受阻严重,患者症状明显的话,还需要视情况进行局部放疗或血管支架置入术以尽快恢复血管的通畅性。

抗癌必修课
肺癌

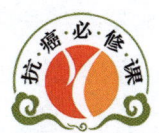

治疗课

77 肺癌能根治吗

这可能是很多被诊断为肺癌的患者最关心的问题之一。肺癌能否得到根治，取决于诊断时病情的分期。

对于相对早期的肺癌（ⅠA期、ⅠB期、ⅡA期、ⅡB期、ⅢA期），通过手术完全切除癌肿、邻近组织及局部转移淋巴结，配合化疗等综合治疗，理论上都是有根治机会的。尤其对于ⅠA期肺癌，肺癌病灶较小，且不存在淋巴结的转移，通过手术切除更有可能获得根治。目前认为，手术切除后的ⅠA期肺癌患者甚至可以不接受术后的辅助化疗。

但不容乐观的是，由于大多数肺癌患者之前未能定期进行高质量的健康体检，没能在病情早期及时明确诊断，多是在病情进展至晚期后，由于严重的咳嗽、咳痰、痰中带血、胸痛、气急甚至远处转移等症状，才引起重视而前来就诊，失去了最佳的治疗时机。

虽然靶向、免疫等治疗给晚期肺癌患者长期生存带来了更多的希望，但是对于晚期肺癌（ⅢB期、Ⅳ期）患者而言，获得根治的概率是不高的，因而，要想根治肺癌，就必须早诊早治。

另外，对于小细胞肺癌，由于其生长快、转移快，获得根治的机会比较小，但也有少数患者通过化疗获得根治的报道。

78 肺癌的治疗方法有哪些

肺癌一旦确诊，务必要及时进行正规的治疗，要结合患者全身情况，肺癌的临床分期、病理分型，有无重要的合并疾病等来综合考虑确定治疗方案。

总的来说，肺癌的治疗方法包括手术治疗、化学药物治疗（简称"化疗"）、放射线治疗（简称"放疗"）、生物靶向治疗（简称"靶向治疗"）、介入治疗、中医药治疗、免疫治疗等。

（1）**手术治疗**：外科手术是根治性治疗肺癌的首选方法。凡是早期患者及无手术禁忌证者均应考虑手术切除。

（2）**化学药物治疗**：化疗在肺癌的治疗中非常重要。目前，我国也在国际肺癌化疗规范用药的基础上制订了小细胞肺癌和非小细胞肺癌的化疗规范指南。

（3）**放疗**：放疗对癌细胞有杀伤作用，但放疗属于局部治疗，一般应配合手术治疗或化疗使用。

（4）**生物靶向治疗**：即针对性地瞄准一个靶位，这个靶位可以是某个器官、细胞或分子等，药物进入体内后可选择性地与这些靶位特异性地结合，进而使肿瘤细胞特异性死亡。

（5）**介入治疗**：介入治疗是应用放射诊断设备、技术和方法将特制的导管或穿刺针导入体内，进行各种治疗的一种技术。

（6）**中医药治疗**：中药能扶正培本，提高免疫力，可减轻放化疗的不良反应，有利于放化疗的顺利进行等。

（7）**免疫治疗**：免疫治疗是通过提高机体的免疫能力，利用机体的自身免疫能力来达到消灭和清除肿瘤的目的。2010年之后，在肺癌乃至肿瘤的治疗领域进展最快的当属免疫检查点抑制剂在临床中的应用。

79 肺癌的治疗方案是怎样确立的

近50年来，随着肿瘤综合治疗概念的提出，肺癌的治疗已不再强调单一治疗手段的疗效如何，而是需要合理地将多种治疗方法和途径结合起来，开展"多兵种作战"，充分发挥各自的长处，协同改善治疗效果。即根据患者的机体状况、肿瘤的病理类型、侵犯范围和发展趋向，有计划地、合理地应用现有的各种治疗手段和方法，不但要提高治愈率，还要改善患者的生活质量。

肺癌的治疗方法多种多样，但并不是说针对某个肺癌患者使用越多的治疗方法所得到的效果就越好。而是需要对每个患者的身高、体重、年龄、性别、身体状态、肺癌病理类型、病情分期、病灶位置及侵犯情况、是否存在远处转移、是否伴随严重基础疾病、患者的主观意志等诸多因素进行综合分析和评估，选择最佳的治疗方法组合、安排最佳的治疗顺序、使用最佳的用药剂量、维持最佳次数的疗程等，使患者获得相对最长的生存时间、相对最好的生活质量，花费相对最低的治疗费用等，才是针对该患者"最佳"的治疗方案。

因此，不同的患者的"最佳"治疗方案都不完全相同。例如，某一患者病情分期较早，病灶较容易切除干净，则可以先行手术治疗，再给予术后辅助化疗；而另一患者的病灶较大，或与周围重要脏器较为邻近，则可以先行术前新辅助化疗，以期缩小病灶，提高切除干净的可能性，再进行手术治疗；又如 EGFR 基因突变检测为阳性的患者，尤其是第19外显子突变的晚期肺癌患者，可先进行靶向治疗，当靶向治疗无效或出现耐药时，再采取化疗等其他治疗方法。

80 肺癌的手术治疗方法有哪些

一般来说,在患者具备手术指征的前提下,与其他治疗方法相比,外科手术的疗效最为明显。手术切除了肿瘤的主体部分,为其他后续治疗创造了条件,对延长患者的生存期也最为有效。

肺癌的手术治疗总体上包括开胸肺癌切除术和微创肺癌切除术两类。以往,大多数肺癌切除手术都需要在打开胸腔的前提下完成,患者的手术创伤较大、出血相对较多、恢复时间较长。近年来,随着电视辅助胸腔镜技术这一微创技术的推广和应用,很多周围型甚至部分中央型肺癌的切除手术都可以在胸腔镜下完成。患者的创伤主要是为插入胸腔镜器械和移除所切除组织而切开的若干个"小洞",故被俗称为"打洞"手术。但需要指出的是,在目前阶段,并非所有的肺癌切除手术都可以在胸腔镜下完成,需要医生根据病灶的特点来制订合适的治疗方案。随着技术的进步,微创手术本身也在不断发展,逐渐从"多孔胸腔镜"发展到了"单孔胸腔镜",创伤在不断减少。

至于肺癌病灶具体的切除方式,应遵循最大限度地切除病变肺组织、最大限度地保留健康肺组织的原则,酌情采取相应的合理术式。一般来说,临床上比较常用的切除方式主要包括局限切除、肺段切除、肺叶切除和全肺切除等。医生会根据患者的病情,严格把握手术指征,充分进行术前评估,进而筛选出科学合理的手术方式。

81 为什么肺癌手术治疗前需要做肺功能检查

肺功能检查是对人体呼吸系统通气功能和换气功能的综合检查，是针对人体呼吸功能最重要的检查手段之一。

肺功能检查的方法是让受检者在医生的指导下，用嘴含住专用的咬口，做一系列的呼吸动作，包括在一定时间内做快速的深呼吸、在深吸气后进行最大用力的深呼气等，必要时在咬口所连接的专用管道内加入治疗药物或刺激物供患者吸入，检测这些治疗药物或刺激物对患者呼吸功能的影响，以测定患者呼吸功能是否正常及是否存在气管高反应性。一般情况下，肺功能检查对人体没有伤害，但患者在严重衰竭、精神异常或其他原因造成无法配合医生的指导，或存在严重的肺大疱、活动性出血等情况时，是不适合做肺功能检查的。

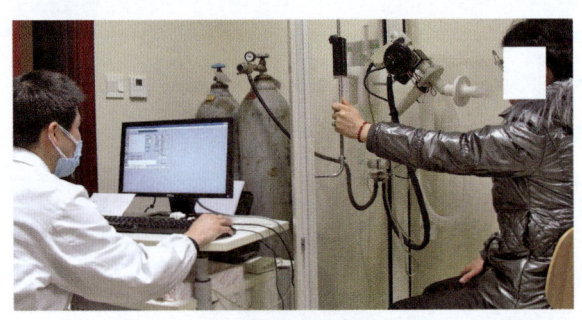

肺功能检查

在肺癌手术治疗前做肺功能检查，可以充分了解该患者是否能够耐受手术过程、术后气管插管和拔管困难的可能性有多大、切除部分肺叶后患者是否还能正常生活等诸多信息。因而，应该尽可能地在术前完成肺功能检查。

82 为什么肺癌手术治疗前需要做支气管镜检查

在肺癌手术治疗之前,患者不仅要做详细的体格检查,还要进行一系列的常规检查,如血、尿常规,心电图,肺功能,肝、肾功能,胸部CT等,其中支气管镜检查就包括在内。

通过支气管镜检查,医生可以在手术前确定肺癌病灶在支气管内侵犯的情况,制订合适的切除范围计划,既不能因为少切除而造成癌细胞残留,也不能因为多切除而使患者损失过多的呼吸单元。

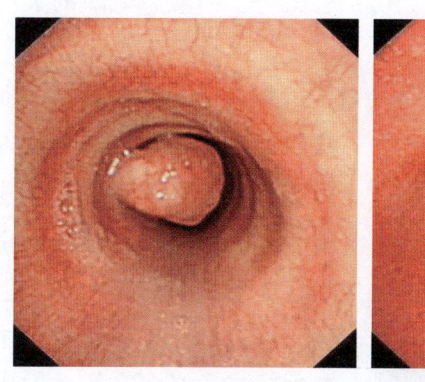
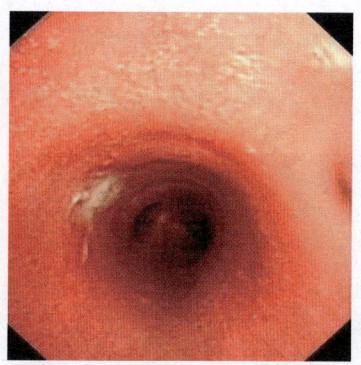

支气管镜下微创切除良性的气管软骨瘤

另外,如果在支气管镜检查时通过活组织检查确定了病理类型诊断,既可以指导手术方案的确定,也可以避免将一些不需要手术治疗的良性病变误诊为肺癌而接受不必要的手术。

83 肺癌的手术治疗有哪些可能的风险

大家都知道，任何手术都存在一定的风险，肺癌手术也不例外，那么肺癌手术可能会存在哪些风险呢？

随着医疗技术和麻醉技术的发展，肺癌手术治疗自1933年实施第一例以来，几经演变已不断完善和成熟。然而，肺癌手术是重大手术，虽然医生在手术前后会尽量减少患者发生并发症的危险因素，但有些时候并发症仍然会发生，如大范围的肺切除，会造成患者术后肺功能受损，甚至呼吸衰竭，其他可能的并发症还有肺炎、血胸、气胸、脓胸、切口感染等。当然，风险的大小也取决于患者身体的综合情况。

上述各种风险虽然有存在的可能，但发生率并不高，只要正确掌握手术指征，充分做好术前准备，患者和家属给予积极配合，一般来说，肺癌的手术治疗还是安全有效的。

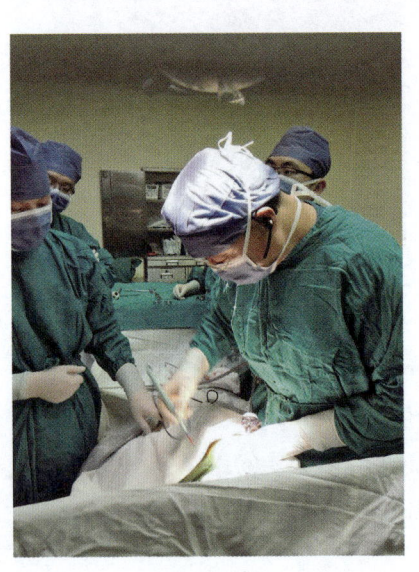

肺癌外科手术

不过，一旦患者出现术后并发症，务必要在第一时间里通知医生。由于处理术后并发症有其时效性，医生会根据并发症的类型及严重程度等酌情予以处理。总之，精确的诊断和及时的治疗，对于防治并发症、避免更严重后果的发生极为重要。

84 肺癌手术的大体过程是怎样的

由于肺癌手术有开胸手术和胸腔镜微创手术之分，而两者的手术过程又不尽相同，这里只简单叙述一下手术操作的大致步骤。

首先是麻醉，给予患者麻醉药物使其进入麻醉状态。

其次，依照手术的性质和方式采取合适的手术体位。

医生会根据术前判定的肺癌病灶的位置和大小情况确定体表切口的具体位置和大小，经胸部肌肉，进入胸腔进行部分肺切除。

肺的解剖构造为左侧肺由2个肺叶组成，右侧肺由3个肺叶组成，每一个肺叶分别由2～5个肺段组成。肺癌手术时，虽然原则上是以肺叶切除为标准手术方式，但若病灶太大或太接近气管，便需考虑行双肺叶甚至一侧肺的全切。如果患者肺功能不佳，或者年纪太大（如大于70岁），则可实施肺段切除，或做更小的肺楔形切除。肺癌手术除了切除肿瘤以外，也须同时清扫肺门和同侧纵隔腔内的淋巴结，这样不仅更可能达到根治的目的，也使手术后的分期更为准确，便于评估预后及制订术后辅助治疗方案，并预测患者是否可以从辅助治疗中获益。

随着外科技术的发展和进步，更多的手术辅助器材应用到了临床中。目前，通过胸腔镜进行"微创"手术，甚至是通过手术机器人进行肺癌手术已经开始了临床应用。

85 肺癌患者在接受手术治疗时应注意哪些问题

手术治疗能否达到预期的效果，除了实施正确的手术方案和精细的手术操作外，术后积极的治疗和护理、妥善认真的伤口管理，也是至关重要的。

在手术治疗前，患者应配合做好完善的术前检查，如肺功能、支气管镜及血液指标检查等；要相信科学、树立信心，尽可能打消紧张、恐惧的情绪，充分休息，避免受凉、感冒。

手术之后，患者最重要的任务就是努力配合医护人员，预防术后并发症等不良后果的发生。

1）手术完成后，患者被送到加强监护病房（ICU），此时患者刚从全身麻醉中苏醒，应保持半卧位，头略偏向一侧，防止唾液或呕吐物误吸入下呼吸道，引起下呼吸道感染。

2）要保持平静休息，注意保持刀口清洁、干燥，在医生、护士的指导下循序渐进地开展康复锻炼，如深呼吸、轻咳排痰等。

3）手术后应尽早下床活动，尽早进食，多休息。

4）手术后体力恢复的时间因人而异，平均需要1个月才能基本恢复精神和体力。

特别需要提醒的是，对于吸烟患者，手术前一定要戒烟，并且需要提前至少2周以上，否则术后发生感染的可能性会明显增加。

何谓肺癌的化疗？何谓"术前新辅助化疗"

"化疗"的全称是"化学药物治疗"，从广义上讲，所有使用化学药物包括抗感染药物等在内的治疗都可以称为化疗，但通常情况下，我们所说的"化疗"多指针对癌症的特定化学药物的治疗。

就肺癌而言，化疗是早期肺癌的辅助治疗方法，也是晚期肺癌的主要治疗方法之一，一般通过静脉输液的方式给药。

"术前新辅助化疗"即在手术治疗之前开展的化疗。术前新辅助化疗的作用主要有两点。

一方面，在手术之前，选择敏感的化疗药物，进行1～2个疗程的化疗，使病灶较前缩小，可以令部分原来切除难度较大的肺癌病灶更容易被切除，或切除时出现意外的风险更小。

另一方面，手术前给予化疗可以在一定程度破坏癌肿的血液供应，使得癌细胞在术中随出血造成胸腔内种植性转移的可能性更小。

对于是否需要进行术前新辅助化疗，需要医生根据患者的具体情况来决定，也需要根据新的医学研究成果来调整。

对于部分有敏感基因突变的患者而言，如果存在化疗禁忌，使用靶向治疗药物进行新辅助治疗也是一种选择，甚至已经有临床研究在尝试使用免疫治疗作为新辅助治疗。

87 免疫治疗能作为术前新辅助治疗吗

传统的抗肿瘤治疗是利用化学药物或放射线直接杀伤肿瘤细胞，即所谓的化疗和放疗。而近些年来兴起的免疫治疗，则是调动人体自身的免疫系统，利用自身的免疫细胞来杀伤肿瘤细胞的一种新的治疗方法。由于免疫系统是人体内自然存在的防御系统，理论上，与传统的放化疗相比，免疫治疗具有高效、广谱、低毒等特点。

随着免疫治疗在肺癌领域中的应用日益广泛，无论是医生还是患者都被免疫治疗的"神奇"疗效所鼓舞，希望能够通过这一全新的方法尽可能地达到治愈肺癌的目的。但是免疫治疗能够作为术前新辅助治疗的方法吗？

从理论上说，如果肺癌在发现时可以直接手术，那么依据目前的相关指南，建议直接进行手术，再根据术后的病理学结果确定后续的治疗。如果肺癌在发现时已经难于手术，那么可以通过化疗的方法争取缩小肿瘤，进而争取手术的机会。基于免疫治疗在肺癌治疗中的良好效果，当然可以考虑采用免疫治疗的方法。

从临床数据来看，自2017年6月发布的小规模临床研究数据发现在可以直接手术的肺癌患者中选择手术切除前使用免疫治疗并不会影响手术之后，一系列的研究反复印证了这一结果，并且发现免疫新辅助治疗后有相当多的患者手术切除后的标本中无法找到肿瘤细胞，达到了所谓的"病理完全缓解"，这部分患者远期的疗效相当好。

综上所述，免疫治疗已成为晚期肺癌的"标准治疗"，在新辅助治疗的领域，也取得了令人震撼的临床疗效，未来一定会对肺癌患者的长期生存贡献更多的力量。

88 何谓"术后辅助化疗"

在根治性手术治疗之后开展的化疗称为"术后辅助化疗"。术后辅助化疗的作用主要有两点。

首先,在手术之后给予若干疗程的化疗,可以杀灭或抑制在手术后可能少量残存的癌细胞,减少术后复发的机会。

其次,尽管术前已经进行了充分的全身检查,但目前的技术手段并不能检查出那些可能已经出现的极微小的转移灶,术后进行辅助化疗可以增加将这些转移灶"扼杀在萌芽状态"的可能性。

虽然术后辅助化疗具有以上积极作用,但并非所有肺癌术后的患者都必须接受辅助化疗。一般来说,临床上对于有淋巴结转移的患者是一定要进行术后辅助化疗的;对于无淋巴结转移的患者,需要根据患者手术及肿瘤的情况综合考虑,例如手术方式是否为"楔形切除"、是否有胸膜侵犯、是否有脉管侵犯、淋巴结清扫是否充分等。对于需要接受术后辅助化疗的患者,还要考虑患者客观的身体状况和器官功能,对于身体状况不佳或器官功能无法耐受化疗的患者也不考虑进行术后辅助化疗。

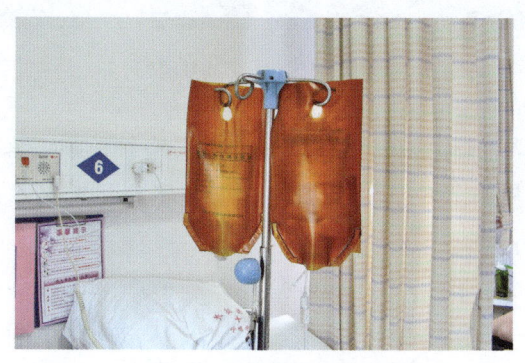

避光保护下的静脉化疗药物

89　为什么全身化疗是晚期肺癌的主要治疗方法

在非小细胞肺癌患者中，相对于早期患者而言，晚期患者均出现了不同程度的淋巴结、胸腔或远处转移，手术已不能完全切除体内的肺癌病灶。而全身的化疗是将化疗药物通过血管注入体内，经过血液循环，化疗药物可到达体内绝大多数的部位，可以对肺癌原发病灶、肺癌局部浸润组织、局部转移淋巴结及全身转移灶等产生疗效，因而，化疗是晚期非小细胞肺癌的主要治疗方法之一。需要指出的是，即使是晚期的非小细胞肺癌，也并非绝对不适合接受手术治疗，例如有观点认为，当病灶较大且较易切除时，若通过相对微创的手术切除病灶，以减轻体内的癌负荷，即癌细胞的量，却不严重影响患者的体能状态或延误化疗时机，手术治疗也是可选的。

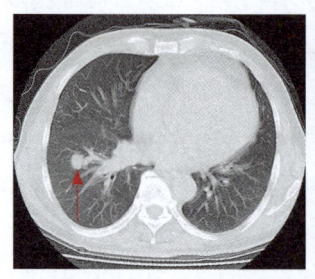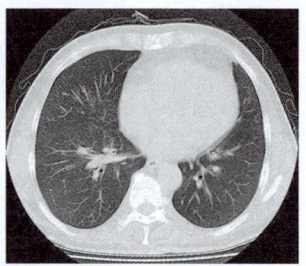

小细胞肺癌化疗后病灶消失

对于小细胞肺癌的患者而言，由于小细胞肺癌具有易转移、对化疗的短期有效率较高的特点，所以不论早期还是晚期，化疗均是其主要的治疗方法。

虽然随着靶向治疗和免疫治疗在肺癌中的广泛应用，似乎化疗不再像过去那么重要。但不可否认的是，化疗仍旧在晚期肺癌的治疗中具有"支柱性"作用，不可或缺。

90 常用于肺癌的化疗药物有哪些

用于肺癌的化疗药物种类很多,主要包括以下几大类。

(1)**抗代谢类**:此类药物主要是通过拮抗细胞的正常代谢物,来阻碍和抑制癌细胞DNA的合成,导致癌细胞功能丧失和死亡,从而抑制肿瘤的生长,如吉西他滨等。

(2)**生物碱类**:此类药物主要是干扰癌细胞的有丝分裂,进而抑制或破坏癌细胞的生长,如长春新碱、长春瑞滨、依托泊苷、紫杉醇、多烯紫杉醇、喜树碱等。

(3)**抗肿瘤抗生素类**:此类药物是一种生物来源的抗癌药,通常是一些真菌产物,通过直接破坏DNA或嵌入DNA杀死癌细胞,如多柔比星、表柔比星、博来霉素、氨柔比星等。

(4)**烷化剂类**:属于细胞毒类药物,作用于细胞中的生物大分子(DNA、RNA和酶),使其丧失活性或使DNA发生断裂,导致肿瘤细胞死亡,如环磷酰胺、异环磷酰胺等。

(5)**其他**:如顺铂、卡铂等。

抗肿瘤药经过20世纪大量开发上市之后,进入了一个较为缓慢的发展阶段。然而肿瘤学的发展离不开各种抗肿瘤新药的不断涌现,尽管继续寻找和开发高效低毒的新药已十分艰难,但近年来仍有一批优秀的抗肿瘤新药陆续上市。

91 肺癌的化疗方案是怎样制订的

肺癌化疗方案的选择必须遵循循证医学的原则，即达到一定病例数的随机、多中心的临床试验结果才可作为新方案的依据。同时联合化疗药物的选择也需遵循一定的原则，如单药化疗疗效肯定，选择的药物应分别作用于细胞增殖的不同时期，药物间有增效协同作用，各药物之间无交叉耐药性，药物的毒性作用不产生叠加反应等。

目前，在大量研究证据的支持下，已确定以铂类为基础的两种化疗药物的联合治疗是所有肺癌化疗方案的基础。也就是说，选用一种铂类，如顺铂或卡铂，再加上另一种化疗药物，就共同构成了肺癌化疗方案的最核心药物。

曾有研究尝试用三种化疗药物联合来构成化疗方案，却发现与两种化疗药物联合相比，三药联合不仅不能改善疗效，反而增加了化疗方案的不良反应。在给予化疗药物的前、中、后，需要同时给予辅助用药以减轻化疗的不良反应，这些辅助用药也是化疗方案的重要组成部分。

通常情况下，肺癌患者需接受4～6个疗程的化疗，并在疗程中定期复查以了解疗效及患者的耐受状况，及时修正或调整化疗方案。

92 为什么同样患"肺癌",却使用不同的化疗方案

很多细心的肺癌患者或家属在与其他患者或家属交流时会发现,同样被诊断为肺癌,医生却制订了不同的化疗方案,是不是医生在制订方案时具有随意性呢?答案当然是否定的。

在给患者制订化疗方案时,需综合其肿瘤的病理类型、各脏器功能状态等多种因素的不同来具体制订。患者的不同生理状态如性别、年龄、妊娠状态,以及各种病理生理状态,如肝功能不全、肾功能不全、心功能不全,或其他伴随疾病的出现等,都将影响具体化疗药物的选择。例如,肺鳞癌对药物培美曲塞不敏感,肺鳞癌患者就不适合使用该药;在使用顺铂时,需要输入大量的生理盐水以"水化",进而保护肾脏功能,但心脏功能较差而不能承受大量输液的患者就相对不适合;紫杉醇类药物的神经毒性较为明显,对糖尿病合并周围神经病变的患者就需要尽量避开此类药物。

小贴士

很多医院都开展了日间门诊化疗服务,可以方便患者白天在医院化疗,夜间在家中休息,而无须住院。但对于首次化疗的患者、病情较重的患者及接受可能具有过敏性或毒性较大药物的患者,建议住院接受化疗,以便于病情的及时观察和处理,保障患者的安全和疗效。

93　为什么不同肺癌患者使用的药物剂量不同

在给患者制订好化疗方案后,医生会计算出该患者所适合的具体的化疗药物剂量。

首先,医生会测量患者的身高、体重,根据这两个数据,由专业的计算公式,计算出患者的"体表面积"大小(平方米)。

其次,由于大多数化疗药物的用药剂量都是以每平方米体表面积的推荐剂量作为基础计算出来的,所以要再根据每个患者的体表面积计算出具体的用药剂量。

举个例子:某患者的身高为170厘米,体重为65千克,计算出体表面积为1.74平方米;拟使用"顺铂+培美曲塞"化疗方案,其中顺铂的推荐剂量为每平方米75毫克,培美曲塞的推荐剂量为每平方米500毫克,据此计算出顺铂应该使用130.5毫克(75×1.74),培美曲塞应该使用870毫克(500×1.74)。以上述方法计算出来的剂量还要根据患者的全身体力状态等因素进行微调。由于国内上述药物的推荐剂量大多是参照欧美的推荐剂量制订的,且由于东方人种与欧美人种的不同,一般而言,在计算出上述剂量数据后,微调的方向大多是向下降的。

另外,少数药物的剂量需要使用其他计算方法。例如卡铂就需要根据肾功能数据来计算剂量,贝伐珠单抗需要按照体重来计算剂量。

94　什么是肺癌的"一线""二线""三线"化疗

在患者的诊断确立后,根据其具体病情特点,将某药物治疗方案作为首选使用,能使该患者获得最佳生存益处,该药物治疗方案对于该患者来说就是最佳的"一线"治疗方案;而当患者对该方案出现耐药后,再选择哪种药物治疗方案来继续治疗,能在当时的情况下使患者继续获得最佳的生存益处,该方案则是该患者的最佳"二线"治疗方案。类似的,可以理解"三线"化疗方案。

肺鳞癌的"一线"化疗可选择"铂类药物+吉西他滨"或"铂类药物+长春瑞滨"等;二线方案可选择"铂类药物+紫杉醇类"等。

肺腺癌的"一线"化疗可选择"铂类药物+培美曲塞";"二线"化疗可选择"铂类药物+吉西他滨""铂类药物+紫杉醇"等;"三线"化疗可选择"铂类药物+多烯紫杉醇"等。

小细胞肺癌的"一线"化疗可选择"铂类药物+依托泊苷"等;"二线"化疗可选择"铂类药物+伊立替康"或"铂类药物+拓扑替康"等;"三线"化疗可选择"铂类药物+氨柔比星"等。

当然随着靶向治疗药物和免疫治疗药物在肺癌领域中的迅猛发展,肺癌的治疗模式也越来越丰富,不再单纯依赖化疗药物,而是组合不同作用机制的药物合理"排兵布阵"。

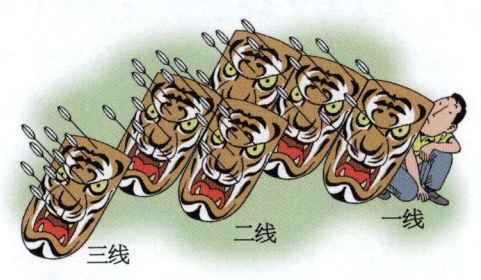

"一线""二线""三线"化疗如同患者的三道防线

95 肺癌化疗有哪些常见的不良反应

人们常说"是药三分毒",更何况是需要用来对付癌细胞的化疗药物,肺癌化疗药物或多或少都存在一些不良反应。在早期的影视作品中,人们看到一些接受化疗的患者痛苦万分,更增加了人们对化疗的恐惧心理。其实,随着近年来对化疗药物和治疗方案的研究深入,这些化疗药物不良反应的产生机制已经被充分阐明,并可以通过药物或措施来有效地防治。所以,人们可以发现,即使在化疗集中的专科病房,化疗患者痛苦万分的情况已较为少见。总体而言,肺癌化疗药物的不良反应包括骨髓抑制、胃肠道反应、脏器毒性、过敏反应等。

(1)骨髓抑制:骨髓是人体造血的场所,血液中主要成分,如白细胞、红细胞、血小板等,都是从骨髓中的原始细胞分化而来的。血细胞消耗较快,需要骨髓不断制造新的血细胞以补充,因而骨髓的增殖状态是比较旺盛的,这种增殖旺盛的特点与癌细胞所具有的增殖旺盛的特点具有一定的相似性,而一些肺癌化疗药物,如抗代谢药物等,正是针对这些增殖旺盛的细胞进行"打击",所以骨髓便往往在化疗时受到"殃及",表现为血细胞数量减低,进而造成多种不良后果。例如,白细胞的减少会降低人体对细菌的抵抗力,患者容易发生感染,如呼吸系统感染(咳嗽、咳痰、气急)、消化道感染(恶心、呕吐、腹痛、腹泻)、泌尿系统感染(尿频、尿急、尿痛);红细胞成分血红蛋白的减少就会造成贫血,患者会出现气急、运动耐受量降低;血小板的减少会造成机体容易出血,患者有时会在刷牙的时候出现牙龈出血,严重时可出现皮肤上的红色出血点,甚至导致胸、腹腔及颅内部位的出血。为了防治骨髓抑制的不良反应,需要在化疗前筛选出可能无法耐受的患者，采取控制用药剂量的方法来减轻血细胞减少程度，采用在化疗后预防性地注射骨髓刺激因子，来刺激血细胞快速再生。

（2）**胃肠道反应**：胃肠道反应是最为明显的化疗不良反应。产生机制包括化疗药物通过血流对胃肠道的直接刺激、损伤，和对大脑呕吐相关中枢的刺激两类，即分别是所谓的"周围性机制"和"中枢性机制"。"中枢性机制"和"周围性机制"共同构成了化疗用药后短期内，即1～2天内出现呕吐的原因；而化疗用药后较长时间后仍存在的呕吐，更多是由"周围性机制"所造成。对于"中枢性机制"，可使用雷莫司琼、格拉司琼、昂丹司琼等5-羟色胺受体拮抗剂来减轻影响；对于"周围性机制"，可使用甲氧氯普胺，必要时联合小剂量激素，并鼓励进食清淡、易消化的食物来减轻不良反应。

（3）**脏器毒性**：肺癌化疗药物对肾脏、肝脏、正常的肺组织等多个脏器和神经系统都可产生损伤，例如顺铂具有肾小管毒性，抗代谢类及抗肿瘤抗生素类药物等多可造成肝功能损伤，博来霉素可造成肺纤维化，紫杉醇可造成脱发等。

（4）**过敏反应**：某些化疗药物，例如紫杉醇类、培美曲塞等，较容易引起过敏反应，医生会同时给予激素类药物进行防治。

96 化疗为什么会引起恶心和呕吐

化疗时药物通过两条通路引起恶心和呕吐,这两条通路分别位于大脑和胃肠道。化疗药物进入体内会产生"P物质",P物质在大脑与NK-1受体相结合会导致恶心和呕吐,即所谓的"中枢途径",这种恶心、呕吐往往出现晚,持续时间长;此外,化疗药物会刺激胃肠道产生5-羟色胺,和胃肠道的$5-HT_3$受体相结合,从而导致恶心、呕吐,即所谓的"外周途径",这种恶心和呕吐发生早,持续时间短,往往在化疗后的24小时内结束。

许多患者惧怕化疗的唯一理由是害怕化疗后的呕吐,理所当然地认为化疗后一定会出现呕吐,这应该是影视节目给人们带来的误解。在目前的诊治水平下,化疗后出现呕吐的人群仅占一小部分,大多数情况下化疗后是不会出现呕吐的。

现在医生在化疗前会根据所选择的化疗药物,将化疗方案导致呕吐的可能性分为高、中、低、轻微四个级别,然后根据级别的不同,预防性地采用相应的止吐药物。在止吐药物的选择上,医生手里的"武器"比以往要丰富了许多:既有短效的止吐药,也有长效的止吐药;既有口服的止吐药,也有静脉的止吐药;既有预防呕吐的药,也有出现呕吐后解救的药。在临床实践中,医生会根据患者的情况和所选用的化疗方案进行有针对性的止吐方案的预防性应用,可以大大降低化疗所导致的恶心和呕吐的发生率和程度,真正像影视作品中展现的那种化疗后呕吐已经非常罕见了。

97 如何处理化疗引起的恶心和呕吐

肺癌患者往往需要接受多个周期的化疗，如果不进行预防性的止吐治疗，很可能在第一个疗程就会出现恶心、呕吐，这种经历会使患者对后续疗程产生恐惧。在下次化疗时患者可能会出现焦虑、抑郁、情绪不良等情况，这些状况会进一步加重恶心、呕吐的症状。因此，化疗引起的恶心、呕吐重在预防，这也是2014年中国《肿瘤治疗相关恶心呕吐防治指南》的推荐。

在恶心、呕吐的处理上，可以分为两个方面，一方面是医生应用适当的止吐药物，另一方面是患者采取合理的生活方式。

在止吐药物的应用上，医生会根据所使用的化疗药物，预防性地使用诸如昂丹司琼、格拉司琼、帕洛诺司琼等$5-HT_3$受体拮抗剂，以及地塞米松、阿瑞匹坦、奥氮平等药物减少恶心和呕吐的发生。如果在预防性地用药后仍旧出现呕吐，那么医生就会使用甲氧氯普胺等药物进行所谓的"解救"治疗，并在下一周期化疗前加强止吐治疗。

在日常生活的调理方面，肺癌患者化疗时应该注意以下几个方面以减少恶心和呕吐的发生。少食多餐；不要在吃饭时喝饮料，可改在饭前或饭后1小时；慢慢咀嚼食物以助于消化；如果早上感到恶心，可在起床前吃一些干食品（如烤面包或饼干），但如果口腔、咽喉疼痛或口干，就不要吃这些东西；避免接触令你恶心的气味（烟味）等，保持房间空气流通；饭后坐在椅子上休息，饭后2小时再躺下；感到恶心时，可缓慢地做深呼吸；可通过与家人或朋友聊天、听音乐、看电影来分散注意力；如果化疗时常常感到恶心，那么至少化疗前几个小时不要吃东西。

98 化疗的同时能使用"升白针"吗

化疗期间白细胞减少是非常常见的并发症,而针对白细胞减少临床上常使用特异性升高白细胞的细胞集落刺激因子,俗称"升白针",但是两者使用时需要注意时间间隔。

人体内白细胞的寿命仅为1周左右,新的白细胞主要由骨髓的造血细胞产生。而所谓的"升白针"就是通过促进骨髓中的造血干细胞增殖而发挥作用的。"升白针"的特点是其促进白细胞升高有"双峰"。其中第一个峰出现在用药后1～2天,主要机制是药物把储存池中的白细胞释放到了循环池;第二个峰出现在用药后10～16天,主要机制是药物促进了造血干细胞的造血功能。

打个比方,如果把白细胞比作是粮食的话,刚用完药时白细胞上升就像是把粮仓里的大米取了出来,而真正"地里"的粮食要7天后才能长出来。而刚刚被动员出来的白细胞对化疗的抵御能力比较弱,化疗的同时使用"升白"药物就像是把"童子军"推向了战场,对于后续化疗过程中维持正常的骨髓功能非常不利。因此,我们不主张在化疗的同时使用"升白"药物。

一般而言,在使用"升白"药物治疗后的24小时内是不主张应用化疗药物的,如果一定要化疗的话,化疗药物和升白药物之间至少需要间隔48～72小时。临床上,医生会尽量避免在"升白"药物治疗后马上进行化疗,以免加重对骨髓造血功能的伤害。

99 什么是"预防性升白"治疗

刚才提到了"升白"治疗后马上进行化疗就会杀伤刚刚动员出来的比较"稚嫩"的血细胞，会对患者的造血功能产生不利的影响，因此不主张"升白"治疗后马上进行化疗。那么是否可以提前使用"升白"药物，既避免了白细胞下降，又能够拉长"升白"治疗和化疗之间的间隔呢？答案是肯定的，这就是我们在临床上常说的"预防性升白"。

进行"预防性升白"的理由有两个。第一，刚才提到了"升白"药物发挥作用有两个高峰，第一个高峰是用药后1～2天，第二个高峰是用药后10～16天。而这第二个高峰与临床上多数化疗药物引起骨髓抑制的低谷时间是吻合的。因此，如果在化疗后尚未见到白细胞下降的时候就使用"升白"药物，化疗引起白细胞降低的"波谷"就会和"升白"引起白细胞升高的"波峰"相互抵消，降低化疗后白细胞下降的幅度和缩短白细胞减少的时间。第二，由于"升白"药物动员出的白细胞比较"稚嫩"，容易被化疗药物杀伤，故而提前使用"升白"药物，可使其动员出的白细胞有一定的时间去成熟，从而对化疗药物的抵抗能力也有所增强，保证了"升白"治疗的意义。

当然，临床上使用"预防性升白"还是有一些讲究的。

首先是选择需要"预防性升白"治疗的人群，一般说来，既往化疗曾经导致比较严重的白细胞减少，甚至因白细胞减少出现发热的患者是需要"预防性升白"治疗的；或者虽然白细胞减少的程度不深，但影响了后续治疗按时进行的患者也需要接受"预防性升白"治疗；还有，在第一次化疗后预计会出现严重骨髓抑制的患者也可以给予"预防性升白"。

99. 什么是"预防性升白"治疗

其次是要考虑"预防性升白"的起始时间，临床上往往在化疗结束 48～72 小时之后再进行"预防性升白"，以避免化疗药物对"升白"药物动员出来的白细胞进行杀伤。最后要考虑预防性升白治疗的应用时间，在国外的一些临床研究中"预防性升白"应用的时间从 1 周至 2 周不等，医生在临床上还会根据患者的具体情况灵活选择"预防性升白"治疗的具体时间。

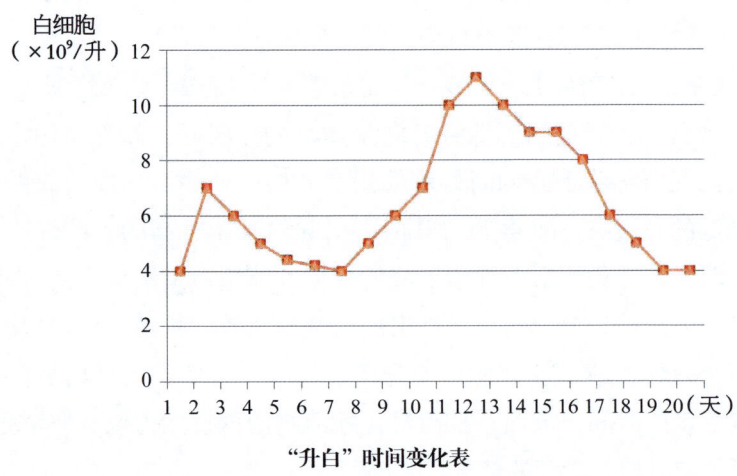

"升白"时间变化表

100 长效升白药物好在哪

随着化疗辅助用药的进步,长效升白药物逐渐走进了临床医生的视野当中。与普通的升白药物相比,长效升白药物到底有什么优点呢?

毫无疑问,长效升白药物最大的特点就是其半衰期长,每个周期只需要用药一次,给药方便。这主要是由于长效升白药物特殊的结构带来了其在血液中半衰期长的特点。

如果长效升白药物与短效升白药物相比,只是用药方便,那么在保证按时用药的情况下,是否短效升白药物和长效升白药物的作用一致呢?其实不然!

从目前我们得到的临床研究数据来看,与短效升白药物相比,使用长效升白药物,患者白细胞降低的时间会更短,严重程度会更轻,进而带来的是整个化疗完成得会更好,疗效也更加有保障。

不过,虽然长效升白药物很好,但在临床上也并非所有患者均可以使用。比如说使用每周化疗的患者或是口服化疗药物的患者就不适合使用长效升白药物。另外,我们在临床使用的时候,一般建议把长效升白药物的应用时间放在化疗之后,和化疗有一定的间歇,这样可以更好地保护骨髓。

101 患者化疗期间的饮食注意要点

总体而言,患者化疗期间的饮食应遵循清淡、适量、均衡的原则。

首先是要相对清淡。由于化疗药物已经对肺癌患者的胃肠道产生了刺激作用,此时如果再进食辛辣、刺激的食物,很容易加重本来可以抑制得很好的胃肠道反应,或此时如果过多进食油腻的食物,也将加重其对胃肠道正常蠕动的抑制作用。

其次是要适量。不要为了"大补"而过多进食,也不要因为害怕出现呕吐而完全不进食,由于进食可以保持胃肠道的功能,因而"少食多餐,总量适当",既能补充营养,又能将呕吐的可能性控制在最低。

再次是要均衡。要做到糖类(如米饭、面食等)、蛋白质(鱼肉、鸡蛋、牛奶等)、维生素(蔬菜、水果等)均衡搭配,并且不要大幅度改变平时的饮食习惯,以免因为胃肠道来不及适应新的饮食结构而影响营养的吸收,或造成对化疗药物耐受力的降低。

另外,根据所选用化疗药物的不良反应,针对性地调整饮食安排。例如,有些化疗药物可能会引起胃肠道的不良反应,如抗代谢类药物可引起腹泻,用药期间应注意进食低纤维素、高蛋白质食物,并补充足够的液体;而有些神经毒性的化疗药物,有可能导致便秘,用药期间应注意摄取富含纤维素的膳食,多食用新鲜水果和蔬菜,充分摄入液体。

102 化疗需要几个疗程？为何每个疗程要间隔3～4周

总体而言，非小细胞肺癌的术前新辅助化疗应进行1～2个疗程，术后辅助化疗应进行3～4个疗程，而未接受手术治疗的晚期非小细胞肺癌应进行4～6个疗程的化疗。对于小细胞肺癌，化疗是最主要的治疗手段，也需进行4～6个疗程。

多个疗程的反复治疗可以增强化疗的效果，但若化疗周期间隔的时间过短，不仅会增加不良反应，给身体造成严重的损害，而且也会影响到化疗的效果。最新的研究表明，对于非鳞癌的非小细胞肺癌（肺腺癌、大细胞肺癌）患者，采用"维持治疗"能使患者获得更大的生存益处。

一般来说，在每个疗程用药结束后，根据用药方法的不同，需要停药3～4周的时间，以使患者的身体状态和基本功能可以通过充分的休息和前期的药物治疗而得以恢复，进而能承受得住再次化疗的作用。但如果化疗周期间隔的时间过长，则留出了时间让肺癌有"喘息"的机会，不仅影响了前期化疗的效果，也增加了后期化疗的难度。另外，根据肿瘤细胞增殖周期的原理，定期而非连续性的化疗有助于化疗药物杀灭分步进入增殖活跃期的肺癌细胞。因此，一般需要每隔3～4周开展一个疗程的化疗。

103 化疗期间为何要定期进行疗效评估

肺癌的化疗通常需要进行多个疗程，一般来说，在每两个疗程后需要进行一次疗效评估，以了解化疗药物在前期的疗效，如果疗效较好，就可以继续使用该药物，但仍需要再进行定期评估，因为某方案在初期有效并不代表在后期会一直有效，并且多数方案都会在使用若干个疗程后出现耐药，这也是晚期肺癌难以治愈的主要原因。如果疗效评估后发现前期的疗效不佳，就要及时更换药物，而不是"一条路走到黑"。

另外，"是药三分毒"，尽管现代医学已经较充分地认识到了化疗药物的作用机制和可能的不良反应，并且基于这些认识，医生在给肺癌患者进行化疗的同时也采取了充分的预防措施，但不良反应还是或多或少地存在。如果患者的身体功能较弱，或者脏器功能原本就较差，这些化疗不良反应就更容易产生危害，并且随着疗程的增多，不良反应还会累积。

因此，在化疗期间，除了进行疗效评估，还要对患者的身体状况进行动态评估，以了解患者当时的身体状况是否还适合接受进一步的化疗，是否需要减少药物的用量以减轻不良反应，或是更换治疗方案。

只有在肺癌患者经过评估，确定为疗效好而不良反应较轻时，才会维持原来的治疗方案，否则，就需要重新制订化疗方案。建议由一名富有经验的临床医师完整地负责患者的化疗及随访观察，这样有助于保障所观察信息的完整性和连续性，准确制订最佳的治疗方案。

104 能否根据基因检测的结果选择化疗药物

在现阶段,除了特定的靶向药物(吉非替尼、厄洛替尼、埃克替尼和克唑替尼)之外,尚不能按照基因检测的结果选择传统的化疗药物。

临床上经常会碰到患者拿着一本厚厚的"基因个体化检测"报告来到医院就诊,而报告中会有很多关于药物敏感性的基因检测结果,如 ERCC1、RRM1 等,结果会提到该基因与某个药物敏感性的高低有关,敏感性低的药物是否就不能选取了呢?答案是否定的。

首先,目前根据基因检测的结果来预测化疗药物疗效的研究结果存在很大的不一致性,其原因多种多样,可能与不同的检测方法有关,也可能与相同检测方法的不同判定标准有关,还可能与所使用的不同试剂有关,无法为患者选用药物提供明确的指导。

其次,目前肺癌的化学治疗药物非常有限,如果根据患者基因检测的结果轻易放弃使用某种药物将会对后续药物的选择造成很大的困难。

目前在肺癌的治疗中,已明确小细胞肺癌二线治疗使用伊立替康时检测 UGT1A1 基因能够指导化疗药物的用量。根据检测的结果判断患者用药后不良反应发生率的高低,从而选定相应的药物剂量,在达到更好疗效的同时,患者能够耐受而不至于出现严重的不良反应。

当然,也不断有医生正在进行基因检测指导下化疗方案选择的探索,希望根据基因检测结果为患者"量体裁衣"制订化疗方案的那一天早日到来。

105 能否提前预知化疗药物在人体内的疗效

在包括肺癌在内的肿瘤治疗领域中,化疗是否有效到目前为止仍旧只能是回顾性的分析,而无法提前预测,为了提前预知化疗药物是否能起效,学术界想了很多的方法。

早期的方法主要是进行体外的"药敏试验",即通过在培养基里给肿瘤细胞以药物来直接观察肿瘤对药物的敏感性。但是这种方法虽然听起来很完美,方便快捷而又直接,但是其体外的结果却与用到患者身上的相去甚远,其中主要的原因就在于体外和体内的环境完全不同。

为了克服体内外环境的差别,学界又想到了用老鼠来替代患者试药的方法。具体的做法是,把人体中的肿瘤细胞提取出来,把活体的肿瘤细胞种植到老鼠体内,再给老鼠使用化疗药物来观察药物的疗效。这种方法虽然较体外细胞培养大大提高了药物敏感实验的准确性,但是依然存在着周期长、价格贵,以及不能完全模拟人体环境的问题,在临床上广泛应用尚待时日。

近几年来,除了利用动物来进行药物敏感试验之外,还有采用体外模拟器官培养的方法,即利用所谓的"类器官"来进行药敏试验。但是,"类器官"同样也是体外的试验,如何真正地应用到临床尚需进行大规模的验证和数据的积累。

106 怎样评估化疗的疗效

临床上用于化疗疗效评估的主要指标是影像学检查,尤其是CT检查观察到的"可测量病灶"大小的变化情况。胸部CT检查仍是目前在疗效评价时测量病灶的最佳方法。

在化疗疗程开始前,医生会在患者的胸部CT上甄别出所有"可测量病灶",并测定这些病灶大小的基线数据;在化疗疗程进行的过程中,医生会在每2个疗程结束后2~3周时间内,或在随后的1个疗程开始之前,让患者接受1次胸部CT复查,再次测定上述"可测量病灶"的大小数据,并进行对比。根据对比的结果,疗效可被评定为完全缓解(CR)、部分缓解(PR)、病情稳定(SD)、病情进展(PD)等几个级别。

需要指出的是,可测量病灶并非仅限于肺内的病灶,转移部位的病灶如肝脏内的转移灶、肾上腺内的转移灶等均可作为"可测量病灶",进行治疗前后的对比。

除可测量病灶之外,像骨转移病灶、胸腔积液、腹水等很难通过影像学检查客观地进行测量,临床医生将这些病灶归为"不可测量病灶",通过观察这些病灶的总体变化趋势来协助判断疗效。另外,患者血清肿瘤标志物水平的变化情况,特别是在治疗之前已出现升高的,或是在治疗和观察过程中新出现升高的血清肿瘤标志物,也是评定肺癌化疗疗效的重要指标。

总之,在进行疗效评价的时候,医生会根据"可测量病灶"的客观测量长度的变化、"不可测量病灶"的总体变化趋势和血清肿瘤标志物等指标来综合评估肺癌化疗的疗效。

107 化疗后肿瘤标志物升高是化疗无效的标志吗

肿瘤标志物不仅是肿瘤诊断时重要的参考指标，在肿瘤的治疗和随访过程中也具有重要的提示意义。但化疗过程中肿瘤标志物的升高并不一定提示化疗无效。

在某些患者中，化疗后肿瘤标志物的升高甚至是化疗有效的标志。在临床上，常常看到肿瘤患者化疗后血清的某些标志物高于化疗前，继续化疗后复查CT时却看到了肿瘤较之前缩小，而继续监测标志物的变化也能观察到标志物随之降低，且低于化疗前。在学术界，我们把这种化疗后肿瘤标志物先升高再降低的现象称为"标志物一过性升高"。根据国外的报道和我们的观察，这种肿瘤标志物先升后降的患者在化疗有效的患者中占10%左右，降低到低于基线值的时间跨度在6～16周的范围内。

学术界也就为何肿瘤化疗有效的患者会出现标志物的升高进行过探讨，有两种观点颇具说服性。第一种观点认为肿瘤标志物是由肿瘤细胞分泌产生的，细胞内的浓度要远远高于细胞外的浓度。在化疗有效的患者中肿瘤细胞大量坏死，肿瘤细胞内高浓度的肿瘤标志物扩散到血液中，产生了临床上观察到的肿瘤标志物升高的现象。第二种观点认为化疗本身会引起肿瘤细胞分泌肿瘤标志物的能力发生改变，曾经有学者在体外培养的肿瘤细胞中加入化疗药物，观察到加入化疗药物后肿瘤细胞分泌肿瘤标志物的能力增强。

应该说，在排除了检验误差的情况下，化疗后即使肿瘤标志物升高也不能断定化疗无效，在有些情况下甚至是化疗有效的标志，具体的疗效还要结合患者自身的状况和影像学检查的结果进行综合判断。

108 肺癌化疗为什么要"插管"

我们在对肺癌患者进行化疗前，常常要给患者做一个"插管"，其实这个"插管"是通俗的说法，准确说应该是建立一条适应化疗药物输注的静脉通路。

应用于肺癌的静脉化疗药物部分有较强的局部刺激作用，例如长春瑞滨。如果经手臂上我们通常打针输液的"浅静脉"输注，由于浅静脉的血流速度比较缓慢，相对来说血管局部药物作用的时间就较长，会对血管造成较强的刺激，引起所谓的"静脉炎"，轻者红肿、疼痛，重者甚至形成血栓，导致浅静脉闭塞，不利于日后的治疗。此外，如果药物不慎漏到血管外，会造成更严重的皮肤坏死。而位于身体较靠近心脏部位的部分"深静脉"，其血管壁厚，血流速度快，药物对局部的刺激作用会减轻很多，更有利于化疗药物的输注。因此，临床上建议患者通过"插管"建立深静脉通路来进行化疗药物的输注。

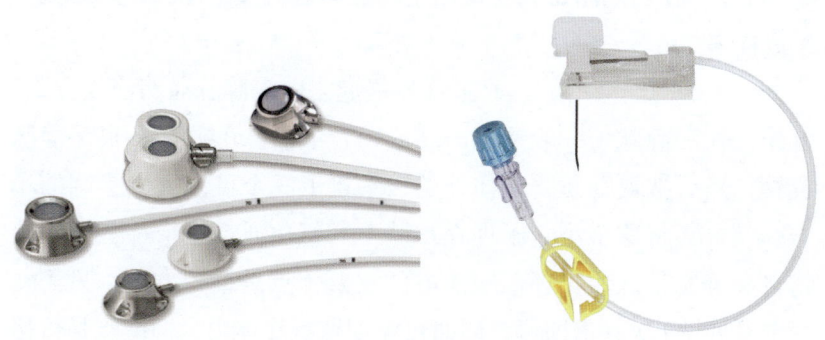

目前较为先进的"输液港"及配套的针头

109 建立深静脉通路有哪几种方法？各有什么特点

目前临床上应用的建立深静脉通路的方法主要有以下几种。

（1）**深静脉置管**：这种方法是医生利用解剖学知识，通过体表穿刺找到相对更靠近心脏的所谓"深静脉"，然后通过一根很细的"导丝"将一根圆珠笔芯粗细的软管一头放置在静脉里，另一头放置在皮肤外。最常选用的穿刺静脉为颈静脉、锁骨下静脉和股静脉。相对来说，前两者更加便于日常护理和使用，医生会根据患者的情况及所在单位开展技术的情况选择穿刺部位。通常深静脉置管留置在体内的时间建议不超过1个月，时间过长可能会出现导管相关的感染，并且建议在留置过程中每天使用抗凝药物冲洗管道以避免血栓。

（2）**PICC置管**：全称是"经外周静脉穿刺中心静脉置管"，是利用导管从外周手臂的静脉进行穿刺，导管直达靠近心脏的大静脉。PICC置管最主要的优势是其留置时间长，一般可以放置半年到1年。使用期间每周要使用生理盐水进行置管冲洗，以避免发生血栓。

（3）**静脉输液港**：这是最新发展起来的深静脉通路建立方法。首先是在深静脉（一般是颈静脉或锁骨下静脉）放置一根深静脉置管，然后把置管暴露在体外的一头接上一个可以反复穿刺的小"盒子"，再将这个小盒子埋在皮肤下。每次通过这个小盒子将药物自深静脉带入血循环。输液港的主要优点是维护方便，只需要每个月冲洗1次管道即可，同时可长期留置在体内。但缺点是价格较为昂贵，且放置有一定的技术要求。

110 什么是肺癌的"靶向治疗"

肺癌的"靶向治疗",也即"生物靶向治疗",是针对肺癌细胞的靶向打击。举个例子,"靶向治疗"就像现在"精确制导"的导弹,可以在锁定靶标后精确打击。那么,在肺癌的靶向治疗过程中,肺癌细胞是怎样被锁定为"靶子"的呢?医学研究发现,在肺癌发生、发展的过程中,会伴随多个因子"质"或"量"的异常,这些都可成为肺癌的"标记",进而成为锁定肺癌的"靶子",并借之"分清敌友"。

目前在临床上,被当作"靶子"的标记包括"表皮生长因子受体"的突变(包括点突变和缺失突变)、"血管内皮生长因子"量的增多等。目前在临床上广泛应用的针对这些"靶子"的靶向药物包括针对表皮生长因子受体的厄洛替尼、吉非替尼、埃克替尼等,针对ALK受体的克唑替尼,针对血管内皮生长因子受体的重组人血管内皮抑制素和抗VEGF单抗,针对表皮生长因子受体的西妥昔单抗等。这些靶向药物主要是针对非小细胞肺癌的。此外,还有大量处于临床研究或是临床前研究的药物,如以 *ROS1*、*MET*、*KRAS* 等为靶点的药物。肺癌靶向治疗药物大家族将会越来越丰富。由于历史原因,在没有特指的时候,肺癌的"靶向治疗"往往是指针对表皮生长因子受体的靶向药物。

靶向治疗药物设计的理念是要在杀死癌细胞的同时,不伤及正常的细胞。但在实际情况下,由于并非所有的癌细胞都带有"靶子",而正常的细胞也可能会带有"靶子",所以"靶向"的精确性并非百分之百,可能会使一些癌细胞逃脱打击,也可能会使一些正常细胞被误伤。

111 肺癌存在哪些基因突变？相应靶向药物效果如何

- **EGFR突变**

EGFR是"表皮生长因子受体"的英文简写，表皮生长因子受体是分布在人体细胞表面、发挥正常生理功能的蛋白质之一。

从生物学的角度，人体的蛋白质结构都是由基因序列所决定的，决定EGFR蛋白的基因序列，我们称为*EGFR*基因。*EGFR*突变，实际上就是指编码EGFR蛋白的*EGFR*基因发生突变，而这个基因突变导致了EGFR蛋白结构的变化，进而使正常细胞变为肿瘤细胞。简而言之，*EGFR*基因突变引发蛋白结构变化，从而导致肺癌。

*EGFR*突变可以分为18、19、20和21外显子的突变，而每个外显子突变又有不同的类型。根据目前医学界的研究，不同的外显子和突变类型对于专门针对*EGFR*的靶向药物（EGFR-TKI）疗效并不相同，需要根据不同的突变选择最适合的靶向药物。

目前，针对*EGFR*突变的一代、二代和三代靶向药物业已问世，总体来看，随着代数的递增，疗效越来越强。但是，针对不同的*EGFR*突变位点，不同的EGFR抑制剂疗效不同。因此，目前学界的观点是需要区分不同的突变位点，根据突变位点选择相应的药物。

另外，还有一个非常重要的问题需要强调，在使用EGFR-TKI进行治疗的时候，*EGFR*的突变也会随之发生变化，我们称为"继发突变"，这种突变可能会导致对既往使用药物出现耐药，需要更换治疗药物。而且，这种"继发突变"在肺癌的其他靶向治疗中也有类似的情况，是一个在靶向治疗过程中非常普遍的现象，这也是为什么在治疗过程中强调"二次活检"的原因。

111. 肺癌存在哪些基因突变？相应靶向药物效果如何

- **ALK突变**

ALK是"间变性淋巴瘤激酶"的英文简写，根据名字就能猜得出来，ALK最早是在淋巴瘤中发现的，随后，在炎性肌纤维母细胞瘤（IMT）中也发现了ALK基因的异常，而ALK在肺癌中的发现，是ALK抑制剂真正走入临床治疗的开始。

谈到ALK，有一点与EGFR有着本质的区别，那就是这两个基因异常的形式不同。

如果把一个基因比作一支铅笔，那么EGFR突变是一根完整的铅笔上出现了一个坏的点；而ALK突变是两根颜色不同的铅笔从中间切断，重新拼接成一支新的铅笔，我们把这种现象叫做"融合"或者"重排"。最常见的与ALK基因发生重排的叫作EML4基因，不过除了EML4之外，近些年越来越多的其他基因也被发现可以与ALK基因发生重排。

由于ALK基因的变化方式与EGFR不同，检测方法也有所区别，如临床常用的免疫组化的检查方法，可以用于ALK基因融合的检测（本质是检测融合后发生过表达的蛋白），但不能用于EGFR基因突变的检测。另外，临床上应用越来越广泛的二代基因测序在检测ALK基因融合时，需要更加精细的检测和结果解读，否则可能造成ALK融合基因的漏检。

ALK基因融合在肺癌中的发生率为3%～5%，虽然发生率不如EGFR突变高，但是ALK融合的肺癌患者使用ALK抑制剂后疗效很好，生存期也较EGFR突变的患者更长，因此，这个ALK融合也被称为"钻石突变"。一来说明这个基因融合突变的稀少，二来表明该突变的疗效很好。

111. 肺癌存在哪些基因突变？相应靶向药物效果如何

与EGFR突变类似，ALK抑制剂目前已经有了一代（克唑替尼）、二代（阿来替尼、色瑞替尼、布加替尼）和三代（劳拉替尼）的药物。总体来看，每升级一代，其疗效都有一些提升。特别是在ALK抑制剂使用过程中，出现"继发耐药"后，不同的耐药位点的有效药物不尽相同，整体而言，三代药物劳拉替尼对于耐药突变的覆盖最广。

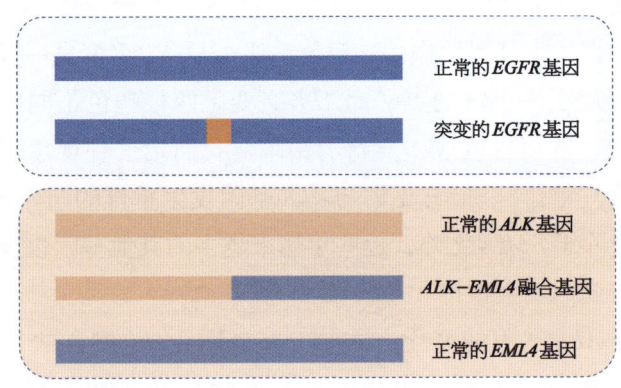

- **ROS1突变**

ROS1突变是肺癌中比较"小众"的一种突变，其突变率在肺癌中为1%～2%。ROS1突变在肺癌中直到2007年才被发现，而针对ROS1突变治疗的药物在2016年才在美国批准上市，因此，既往受到的关注较少。

ROS1突变与ALK突变相似，也是融合突变。与ROS1融合的基因有十多种，其中最常见的是CD74。早期的研究认为无论什么基因与ROS1融合，都会激活ROS1基因，从而导致肺癌的生长，也对ROS1抑制剂有效。随着二代测序的应用越来越广泛，不断地

111. 肺癌存在哪些基因突变？相应靶向药物效果如何

有新的 *ROS1* 融合基因被报道出来，新发现的 *ROS1* 融合基因有些对 ROS1 抑制剂原发耐药，而有些对 ROS1 抑制剂效果又特别明显，未来还有待更多临床数据的积累。不过笔者认为，类似于 *EGFR* 不同的突变位点对不同的药物有着不同的疗效一样，相信随着数据的积累，我们也会发现不同的 *ROS1* 融合基因对不同药物的敏感性不同，未来需要更加精准的分类和药物选择。

- **MET突变**

MET 基因从专业的角度来说，是一种所谓的 "原癌基因"，顾名思义，是与肿瘤的发生和发展有密切关系的基因。*MET* 基因最早在 1984 年就被发现了，进一步的研究发现 *MET* 基因突变在很多肿瘤中都有身影，但是早期研发的药物针对性不强，没有能够真正应用在临床上。

直到 2007 年，在使用了 EGFR 抑制剂的肺癌患者中发现 *MET* 扩增（高比例的基因复制），*MET* 在肺癌中的作用再次引发了研究者的兴趣。但是研究过程仍然很曲折，最大的问题就是什么样的基因异常是对 MET 抑制剂有效的"标志物"，是基因突变、扩增，还是蛋白质的过表达？

早期的研究并没有将不同的异常区分得特别清楚，故而研究的结果也差强人意。到后来，学界才发现，虽然蛋白的过表达和基因的扩增发生率更高，但是在没有接受过任何治疗的肺癌患者中，发生率最低的 *MET* 基因突变才是更好的疗效预测指标，而且这种 *MET* 突变需要导致了 14 外显子的表达异常才行，学界称为"14 外显子跳跃突变"。

111. 肺癌存在哪些基因突变？相应靶向药物效果如何

在MET抑制剂研发的过程中，中国的研究者表现出色，从既往的"追随者"逐渐成为了"引领者"。2021年在中国上市的针对非小细胞肺癌的赛沃替尼就是由中国研发并首先在中国上市的药物。而且在研究过程中特别纳入了肉瘤样癌这种在肺癌中相对少见的病理亚型，为传统上比较难以治疗的该类患者找到了新的治疗方案。

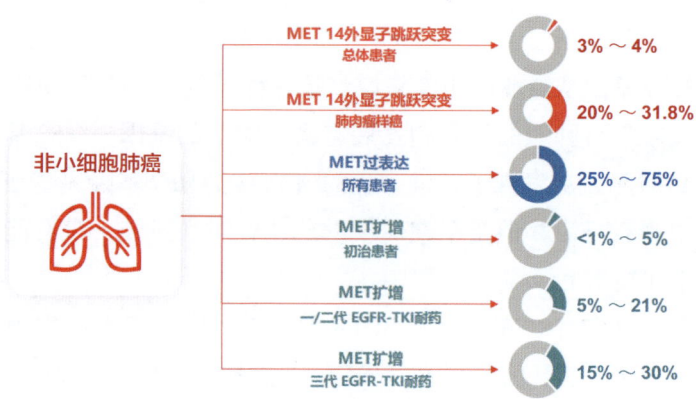

MET通路异常在非小细胞肺癌中的发生情况

- *HER-2突变*

*HER-2*又称为*ERBB2*，是最早在乳腺癌中被大家熟识的基因，针对*HER-2*的治疗药物也在乳腺癌患者中取得了很好的疗效。而*HER-2*这个基因在乳腺癌之外，在胃癌患者中也发现了高比例的扩增，晚期胃癌患者中大约15%会存在*HER-2*扩增，而针对*HER-2*扩增的靶向药物同样给晚期胃癌患者的治疗带来了革命性的变化。

*HER-2*基因突变在肺癌中却是近期才被认识到的，与既往在

111. 肺癌存在哪些基因突变？相应靶向药物效果如何

乳腺癌和胃癌中的情况不同。首先，基因突变形式不同。在乳腺癌和胃癌中，*HER-2*异常的形式是扩增，可以用免疫组化(IHC)的方法或者原位荧光杂交（FISH）的方法明确；而在肺癌中，其异常形式为突变，只能用测序的方法得到结果。其次，针对乳腺癌和胃癌的首选治疗药物是大分子单抗，如曲妥珠单抗（赫赛汀）、帕妥珠单抗（帕捷特）；而在肺癌中，针对*HER-2*突变的有效药物首先映入眼帘的是针对*HER-1(EGFR)*、*HER-2*等"泛*HER*"靶点的阿法替尼和偶联化疗药物的抗体药物TDM1，以及吡咯替尼。

2019年，在中国进行的研究发现*HER-2*突变在中国肺癌人群中突变率大约在4.7%，比国外的报道要高一些。*HER-2*突变的位点主要在20外显子，以插入突变为主，并且不同的插入突变位点似乎对于阿法替尼的疗效不尽相同。

- **KRAS突变**

*KRAS*突变是实体瘤中最常见的癌基因之一，大约30%的肿瘤都存在*KRAS*突变，包括90%的胰腺癌、50%的结肠癌和25%的肺癌。虽然*KRAS*基因突变很常见，但是针对*KRAS*基因突变的药物研发却是一块"硬骨头"，研究人员尝试了很多种药物，但均很难和突变的KRAS蛋白相结合，导致*KRAS*基因突变长期以来一直处于"我知道你在那里，但我却拿你没有办法"的境地，甚至一度成为"不可治疗靶点"的代名词。

直到基础研究的科学家发现，当*KRAS*出现G12C突变的时候，就会暴露出一个可以供药物结合的点，并且结合之后可以让突变的KRAS蛋白失去活性，这一难啃的"硬骨头"才展现出被攻克

111. 肺癌存在哪些基因突变？相应靶向药物效果如何

的希望。随着研究结果的逐渐出炉，目前已经有两款KRAS抑制剂即将在国外上市，相信中国的患者在不久的将来也可以获得这样一个高频突变靶点的治疗药物。

- NTRK突变

2018年11月，一款FDA新批准上市的抗癌药物引爆了肿瘤学界，这就是全球首个不区分肿瘤来源用于初始治疗的靶向药物——拉罗替尼，用于成人和小儿具有神经营养受体酪氨酸激酶(NTRK)基因融合的实体瘤治疗。

在肿瘤中NTRK以融合的形式出现异常，这种异常在多种类型的肿瘤中都存在，因此也造就了NTRK治疗药物跨瘤种治疗的效果。

一是不限瘤种。也就是说，无论什么肿瘤，只要携带这个靶点，都可以使用这个药物。

二是有效率高。总体而言，使用该药物的人群从早期的临床研究中得到的有效率是75%，换而言之，每四个人中，只有一个人无效，从单药的角度看，这个有效率在肿瘤的治疗中是比较高的。

三是起效快且持续时间长。使用该药物的患者，平均起效的时间不到2个月，而且73%的患者有效时间超过了6个月。

根据国内5 000例患者的研究，在中国人群中，该靶点非常罕见，总体的阳性率只有0.4%，肺癌中的情况也类似。虽然NTRK罕见，但这个靶点已经在常规的二代测序中作为一个靶点进行检测，一旦发现，那么治疗就会多一种方法。

112 如果有基因突变，是先用靶向药物还是先化疗

我们就最常见的 *EGFR* 基因突变来说，化疗和靶向药物用药的先后顺序经历了一个历史的发展过程。

起初，建议先化疗后靶向，其主要原因是靶向药物在上市之前进行的临床研究都是在化疗无效的患者中进行的，没有先靶向后化疗的数据。随着临床研究的逐步深入，发现在没有进行过化疗的患者中使用靶向药物一样有效，也就是说，先靶向后化疗也可以，而且连续多个国际多中心的大规模临床研究均未看到先用或后用靶向治疗对于患者的生存有影响。所以单纯从生存期的角度来说，先化疗后靶向或先靶向后化疗都可以，但先用靶向治疗的患者生活质量和疾病控制的时间可能会较先用化疗的患者有一些优势，而先用化疗的患者的经济负担可能会相对较轻。此时临床医师往往会根据患者的具体情况来选择是先靶向或是先化疗。

2014年的研究结果改变了先用靶向药物对生存期没有影响的历史，在应用阿法替尼一线治疗肺癌的临床研究中首次证实有 *EGFR* 基因突变的患者如果先用靶向药物而后再化疗能够活得更长，并且进一步的分析发现表皮生长因子受体19外显子突变的患者适合先靶向后化疗，而21外显子突变的患者适合先化疗后靶向。随后对应用其他EGFR-TKI药物的患者进行分析也发现了类似的现象。

除了 *EGFR* 之外，其余的靶点的情况是类似的，一般而言，靶向治疗的疗效都要好于化疗，而不良反应小于化疗，有效的持续时间长于化疗。因此，对于EGFR、*ALK*、*ROS1* 等突变阳性的患者，现有的临床数据都支持只要存在突变，首选靶向药物。

113 何谓肺癌的"全程管理"

近些年来肿瘤界非常热门的话题是"全程管理",最早提出全程管理这一理念的是乳腺癌治疗,之后肺癌治疗中也提出了全程管理的理念,这个理念对于临床医师和患者来说都非常重要。

肺癌患者,尤其是诊断明确的晚期肺癌患者,一般会经历一线治疗、维持治疗、二线治疗和后续治疗等几个阶段。医生要从患者本身的疾病性质、基因状况、药物特性、患者生活质量等多个方面综合考虑治疗方案、用药及剂量。尤其是在首次用药时,医务人员就要对其后可能产生的耐药性、患者对药物的耐受性等多方面因素进行综合考虑,而不是单纯考虑药物疗效,这就是全程管理的理念。

以上概念看起来似乎有些复杂,我们用一个简单的例子来说明这个问题。比如说我们有甲和乙两种药物,前者的疗效差、毒性大,后者的疗效好、毒性小,两种药物不可同时使用,只能先后使用。总体的治疗效果甲+乙>乙>甲。是否在一线治疗的时候一定先选乙药呢?从全程管理的理念上来看并不尽然。虽然乙药的疗效好,但是如果在整个治疗过程中患者未接受甲药的治疗则不能达到获益的最大化。因此,在一线治疗的时候,如果患者的身体条件好,能够耐受甲药的毒性,还是建议先选用甲药,当甲药无效的时候再使用乙药,这样患者可能会获益最大化。从某种角度讲"最好的药并不一定要最先使用"。

可以这样理解,肺癌的治疗就像是在打牌,如何合理安排"出牌"的顺序才能使患者最大获益就是肺癌的全程管理。

114 哪些人群适合接受靶向治疗

简单地说，靶向治疗适合于那些带有"靶子"的肺癌患者，也就是具有表皮生长因子受体突变、*ALK*基因融合突变或*MET*基因突变等的患者。研究发现，东方人种（亚洲人）、女性、非吸烟者和腺癌患者出现表皮生长因子受体突变和*ALK*基因融合突变的比例要高于其他患者，但在不具有上述特征的肺癌患者中，也可能存在突变。

目前，临床上推荐的做法是，在接受靶向治疗之前，先获取患者的癌组织等标本进行基因检测，确定是否存在相应的基因突变，即"靶点"，以预测靶向治疗是否对该患者有效。对于在肿瘤组织标本中检查到表皮生长因子第19外显子缺失突变或第21外显子点突变的患者，EGFR-TKI是很可能对其具有良好疗效的治疗方案，推荐优先使用。对于存在*ALK*或*ROS1*基因融合突变的患者，则推荐使用相应的靶向药物。需要特别指出的是，靶向治疗并不能取代手术、化疗、放疗等其他治疗方法。

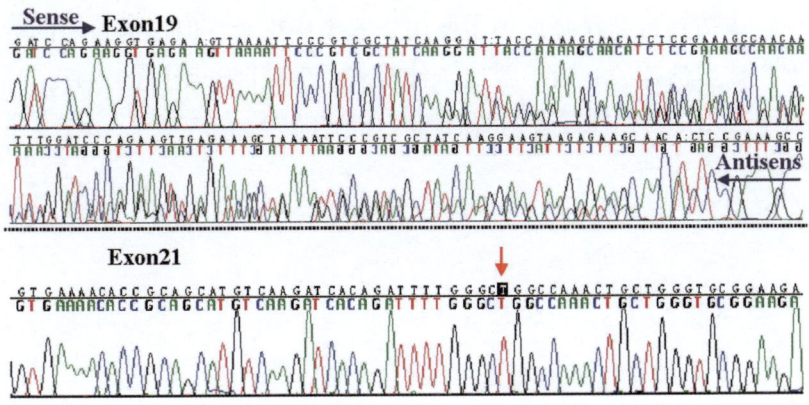

检测*EGFR*基因突变情况来预测靶向治疗的效果

114. 哪些人群适合接受靶向治疗

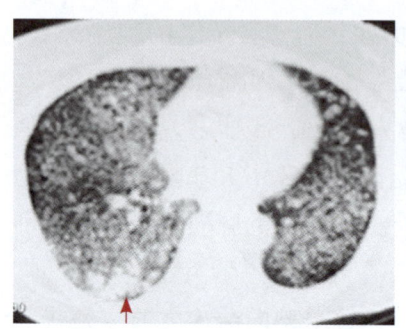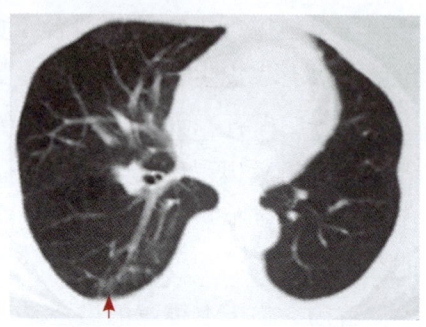

某患者在接受靶向治疗后产生了良好疗效

除了上述需要进行检测后方可进行治疗的药物之外，还有根据肺癌病理类型选取的靶向治疗药物，即抗血管内皮生长因子单克隆抗体（贝伐珠单抗）。理论上说，癌组织的形成都伴随着血管内皮生长因子分泌的增多，进而刺激血管生成增多，提供给生长旺盛的癌组织更多的"养分"。针对血管内皮生长因子的靶向治疗可以抑制血管内皮生长因子，进而抑制血管生长，"饿死"癌组织。该药物目前在肺癌中主要用于非鳞癌患者，但根据目前的数据，该类治疗的有效率要低于针对表皮生长因子受体的治疗，临床上多用于与化疗或者靶向治疗联合治疗肺癌。

115 能否不检测是否有基因突变而直接口服靶向药物

由于靶向治疗药物相对而言用药方便、不良反应轻且疗效好，许多患者希望能够口服此类药物，甚至有人不做相应的基因检测就直接用药，这个方法不可取。

从靶向治疗在肺癌中发展的历史着手可以更好地理解这个问题。在靶向药物刚刚问世的时候，人们并不知道对哪些患者有效，对哪些患者无效，因此在早期的临床研究中是不做检测直接口服药物的，那时的用药结果当然只能差强人意。后来总结治疗有效的患者时发现女性、腺癌、不吸烟者用药的效果好，故而专门选择有上述特征的人进行治疗，这时的临床研究结果就看到了靶向药物的优势，并且在之后的回顾性分析中发现了靶向药物是否有效的决定性因素为是否有基因突变。知道了这个问题之后，大多数临床研究都改变了策略，入组的患者都是有基因突变的，多项临床研究的结果一致地显示了靶向治疗在有靶点的人群中疗效卓越。医学的探索仍未结束，陆续有几项研究试图回答在基因突变情况不明的患者中是否可以先尝试使用靶向治疗，可惜的是，结果告诉我们，在基因突变状态不明的情况下尝试靶向治疗的疗效不如直接做全身化疗。

目前在肺癌领域，除了最早的 EGFR 突变，还有 ALK 突变及一些少见的 ROS1、MET、KRAS 等驱动基因突变的位点，针对不同的基因突变有不同的靶向治疗药物，不进行检测是无法断定哪种药物是有效的。另外，非常重要的是，随着检测技术的发展，利用血液甚至尿液检测基因突变的技术都显示出了临床应用的价值，肺癌患者基因突变的检测手段越来越趋向于无创、实时和精确。

可以说，在"精准治疗"已提上日程的今天看来，不做检测

115. 能否不检测是否有基因突变而直接口服靶向药物

直接吃药就像一个视力正常的人非要闭着眼睛走路一样荒唐。

当然,凡事都有例外。对于特定的患者,例如高龄且身体条件欠佳、无法耐受全身化疗,临床高度怀疑肺癌但穿刺困难、血液 EGFR 检测不方便的患者是否可以试用靶向治疗呢?答案是肯定的。打个比方,这就有点像一个失明的人站在即将被水淹没的洼地,只好试着向前走走看了。

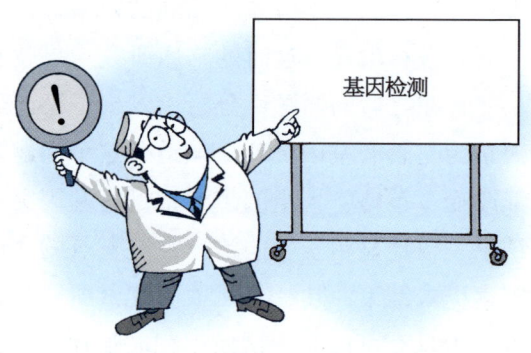

基因检测对治疗方案的选择至关重要

116 肺癌术后辅助治疗能口服靶向药物吗

靶向治疗较化疗有许多优点，但在肺癌术后辅助治疗的患者中是否可以使用靶向治疗药物，曾引起过激烈的讨论。

早期认为，靶向治疗的前提是要有"靶子"，这个"靶子"其实有两层含义。第一是肿瘤细胞必须有相应的基因突变作为药物攻击的"靶子"，第二是体内必须有可以看到的肿瘤细胞作为"靶子"。肺癌术后的患者即使基因检测提示有相应突变，有第一个"靶子"，但是缺乏第二个"靶子"，故而不建议在肺癌手术后的患者中使用靶向治疗药物。

支持这一观点的证据是，在肺癌术后患者中进行的大规模严格的临床研究结果也发现，在辅助治疗中靶向治疗药物并无优势。但是，学术界对此问题的探索一直在持续。2017年公布结果的一项临床研究发现，在有 EGFR 突变的手术切除后的肺癌患者中，使用一代EGFR-TKI口服能够为患者带来获益。这一结果是首个EGFR-TKI可以作为辅助治疗的证据。

2019年公布的三代药物奥希替尼辅助治疗的研究结果(ADURA研究)则把肺癌术后的靶向治疗带入了新的时代。该研究发现对于 IB 期以上的根治性肺癌患者术后，无论是否接受化疗，接受3年的奥希替尼靶向治疗有助于延长患者的无肿瘤时间和生存时间。

可以说，肺癌术后辅助治疗已经从单纯的化疗时代走进了靶向治疗的时代。

117 靶向治疗也会出现像化疗一样的不良反应吗

靶向治疗由于具有相对的"精确制导"性,其不良反应要明显低于传统化疗方法,且大多数程度轻微,易于控制。

(1)**针对表皮生长因子受体的靶向治疗**:其不良反应一般包括皮疹、腹泻等,罕见的不良反应包括肺纤维化。

有研究发现,在部分肺癌患者中,体表皮疹的严重程度与吉非替尼、厄洛替尼的疗效具有一定相关性。也就是说,如果患者在服用吉非替尼、厄洛替尼等靶向药物后,出现了较重的皮疹,则提示其疗效可能较好。但需要指出的是,一些没有出现明显皮疹的患者,也可能会有较好的疗效。

(2)**针对 ALK 基因融合突变的靶向治疗**:除了常见的皮疹、腹泻、呕吐和水肿等不良反应之外,还有视觉异常,如复视、闪光感、畏光、视野缺损等,这种反应往往在用药后2周左右出现,也会逐渐减轻。出现视力异常时患者要避免驾驶,防止发生意外。

(3)**针对血管内皮生长因子的靶向治疗**:其主要的不良反应包括高血压、出血、蛋白尿等,需要密切观察和控制。应特别指出的是该类药物有潜在的出血风险,对于一些重要部位有出血疾病的患者要相当慎重,例如有脑出血或者是有反复咯血的患者一定要向医生明确告知相应的病史。

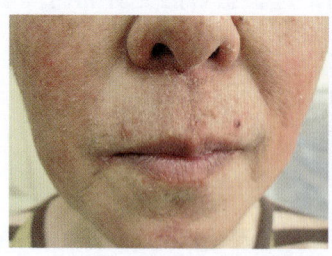 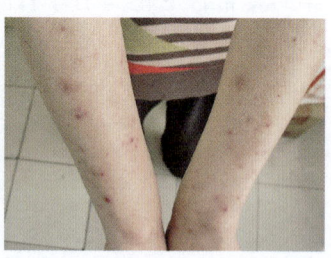

靶向治疗所引起的皮疹

118 靶向治疗需要进行多长时间

肺癌患者或者家属经常会问，靶向治疗是不是也进行几个疗程以后就可以停药观察了呢？回答这个问题，要从靶向治疗与化疗的区别讲起。

首先，大部分化疗药物的作用机制是破坏癌细胞的代谢，可以通过在短时间内给予较大剂量的药物而对肺癌细胞产生较大的"摧毁"作用，并且这一作用是"不可逆性"的；然而，目前大部分靶向治疗都是相对"可逆性"地抑制癌细胞的一个靶点而产生抗癌作用（注：目前已有"不可逆性"抑制肺癌细胞的靶向治疗药物），因此，需要不断地给予靶向治疗药物以维持这一作用。

其次，相对化疗而言，靶向治疗的不良反应轻，即使长期给药，也很少会产生严重的不良反应，因此，靶向治疗药物具备长期给药的条件。

理论上讲，只要定期复查的结果提示该靶向治疗仍然对此肺癌患者有效，且其不良反应可以耐受，此靶向治疗就可以一直进行下去，这也是目前肺癌治疗指南的推荐。但临床观察发现，在靶向治疗进行一段时间后，肺癌患者会对原来有效的靶向治疗药物出现耐药。目前有大量研究正致力于攻克靶向治疗的耐药机制。

由于靶向治疗的方法简单，特别是针对表皮生长因子受体的靶向治疗仅需要每日口服一片药物，而且可以很方便地在家中服药。如果能避免耐药，肺癌就会变得与高血压、糖尿病等相"类似"，成为一种"慢性疾病"。

119 同时行靶向治疗和化疗能取得更好的疗效吗

既然靶向治疗的不良反应较轻,将其与化疗同时应用于肺癌的治疗,是不是就能产生"1+1=2"甚至"1+1＞2"的效果呢?

在针对表皮生长因子受体的靶向药物问世的初期,确实有研究将其与化疗同时应用于肺癌的治疗,但结果却发现,该"1+1"的效果不是"＞2"或"=2",而是"＜2",甚至可能"＜1",也就是说,该两类药物同时应用的作用效果可能还不及单独应用其中的一个。进一步的研究发现,靶向治疗和化疗会分别倾向于将癌细胞"固定于"不同的增殖周期阶段(靶向药物诱导癌细胞停滞于G1期,阻断了化疗对G2、M期细胞的作用),会产生相互拮抗的效果。因此,不推荐在同一治疗阶段将厄洛替尼、吉非替尼等针对表皮生长因子受体的靶向药物与化疗药物同时应用于肺癌的治疗。

随着探索的逐步深入,科学家们又尝试在化疗的间歇期使用针对表皮生长因子受体的靶向药物,结果发现避开了同时使用后的确会发挥"1+1＞2"的作用,即所谓的"间插疗法",在部分患者中可以选用该方法加强对于肿瘤的控制。当然,在目前的临床实践中,"间插疗法"仍不是主流。

进一步的研究发现了更有趣的现象,针对表皮长因子受体的靶向药物与不同化疗药物之间存在着不同的作用,部分是拮抗,部分是叠加,还有部分是协同。而基于这一发现所开展的临床研究也取得了阳性的结果,因此,对于部分患者,同时选取靶向和化疗成为了可选方案。

120 服用靶向药物后肿瘤增多或增大，还要继续吃药吗

晚期肺癌化疗的一般原则是每6～8周复查CT以观察肿瘤数目及大小的变化，如果出现了肿瘤数目增多或者是肿瘤体积增大，达到一定标准后即为肿瘤进展，这时需要更换现有的抗肿瘤治疗药物。但是对于EGFR-TKI靶向药物来说却不尽然。

在临床上观察到EGFR-TKI治疗过程中进展的患者，在停用靶向药物治疗后症状迅速恶化的现象，称为"复燃"，这提示即使肿瘤增大，继续服用靶向药物也是有益的。进而临床医师对服用靶向药物的肺癌患者进行了细致的观察，将进展的类型分为三种，分别是快速进展、缓慢进展和孤立进展。对于快速进展的患者，提示靶向药物作用不大，建议更换为化疗；对于缓慢进展的患者，建议继续口服靶向药物，观察病灶变化；对于孤立进展的患者，同样建议继续口服靶向药物，同时对局部病灶做处理。

在一代EGFR-TKI中进展后继续服药能够使患者获益的结果在一代ALK-TKI上也得到了重复。目前业界非常明确的是，使用一代ALK-TKI克唑替尼进展后的非小细胞肺癌患者可以继续服药，继续服药能够给患者带来数月的疾病控制。以此类推，其他靶点的靶向药物也可采用类似的模式。

不过随着肺癌靶向治疗研究的不断进展，对靶向药物的耐药机制了解越来越清晰，针对靶向药物不同耐药机制的处理模式也越来越成熟（如EGFR-TKI耐药后60%以上都出现T790M突变，针对T790M突变可以选用AZD9291），甚至针对耐药的药物再次耐药后的机制也被阐明（如T790M突变的肺癌经AZD9291治疗耐药后会出现C797S突变）。相信耐药后继续使用原来的靶向药物的无奈之举会逐渐成为历史。

121 小细胞肺癌是否可以进行靶向治疗

尽管科学家努力进行了大量的探索研究，但在过去的30年里，小细胞肺癌在化疗方面并没能取得明显的进展，换句话说，现在给予小细胞肺癌治疗的一线化疗方案与30年前完全相同。新开发的二线、三线化疗方案的疗效也未能显著超越传统的一线化疗方案。由于靶向治疗在非小细胞肺癌治疗领域取得了令人瞩目的成绩，因此，人们非常期待靶向治疗也能在小细胞肺癌治疗领域取得较大的突破。

目前靶向治疗主要有表皮生长因子受体和血管内皮生长因子受体两个作用靶点。但科学家无论在给予小细胞肺癌以厄洛替尼、吉非替尼等针对表皮生长因子受体的靶向药物治疗，还是给予针对血管内皮生长因子受体的靶向药物治疗后发现，这些药物对小细胞肺癌都不能产生治疗作用。近些年，虽然小细胞肺癌领域的研究探索了一些新的靶点，但研究结果并不令人满意，目前市面上尚无任何一种靶向治疗药物对小细胞肺癌有明确的疗效。

尽管小细胞肺癌的靶向治疗还没有取得突破，但科学家仍在不断地努力探索和研究，借助免疫治疗的东风，目前的临床研究结果已经证实，在传统化疗的基础上联合免疫治疗会给小细胞肺癌患者带来进一步的获益，这已经成为小细胞肺癌的标准治疗方案。

122 什么是肺癌化疗后的"维持治疗"

近年来,大量的研究结果表明,对于一些非鳞癌的非小细胞肺癌(肺腺癌、大细胞肺癌)患者,与完成4~6个疗程化疗后即停药观察相比,采用继续定期用药"维持治疗"的方法能使患者获得更多的生存益处。"维持治疗"是近年来肺癌研究领域的热点,包括"同药维持"和"换药维持"。

(1)"同药维持":是指在一线治疗4~6个疗程后如果病情未恶化进展,即患者的病情好转或稳定,则可以采用原化疗方案中的一种化疗药物继续定期治疗,通常是采用原双药化疗方案中的非铂类药物。在同药维持方面,目前获益最为肯定的治疗方案是对非鳞癌的非小细胞肺癌在含铂双药化疗4~6个疗程后,采用非铂类药物继续定期治疗;此外,使用贝伐珠单抗联合化疗4~6个疗程后停用细胞毒药物,而采用贝伐珠单抗单药维持治疗也取得了肯定的疗效。

(2)"换药维持":是指在一线治疗4~6个疗程后,如果病情未恶化进展,则可以采用另一种药物(即在一线治疗中未曾使用过的药物)继续定期治疗。既往研究较多的换药维持方案是对非鳞癌的非小细胞肺癌在化疗4~6个疗程后,采用厄洛替尼长期治疗。

至于具体选择哪种治疗方案,即究竟是选择"同药维持"还是"换药维持",早期业界争议较多。支持"同药维持"的观点认为同药维持将药物的作用最大化,为肺癌患者的后续治疗留有余地,符合目前将恶性肿瘤视为慢性病而进行全程管理的理念。"换药维持"将有效药物过早地使用,从药物选择的角度来看似乎有些浪费。而支持"换药维持"的观点认为使用口服药物更加方便,

122. 什么是肺癌化疗后的"维持治疗"

在很大程度上提高了患者的生活质量。近些年来,随着对肺癌发病机制认识的更加深入,业界几乎一致地认为使用厄洛替尼这类靶向治疗药物的前提是存在 EGFR 突变,一旦有基因突变则建议早期使用靶向药物,而不是先化疗。因此,近年来同药维持逐渐成为维持治疗的主角,换药维持的市场越来越小。

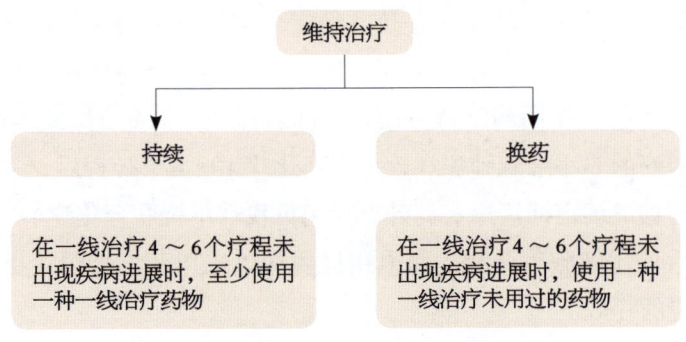

维持治疗包括同药维持和换药维持

123 什么是肺癌的介入治疗

介入治疗是介于外科和内科之间的一种新兴治疗方法,包括血管内介入治疗和非血管内介入治疗两类。

经过多年的发展,介入治疗已经和外科、内科并称为三大支柱性学科。通俗地说,介入治疗就是在不开刀暴露病灶的情况下,在血管、皮肤上做小切口以建立通道,或经人体原有的管道,在影像设备(血管造影机、透视机、CT、MRI、B超)的引导下对病灶局部进行治疗的创伤较小的治疗方法。具体地讲,就是将不同的药物经血管或经皮肤直接穿刺注射入病灶内,改变病灶血供并直接作用于病灶,还可使用器械作用于病灶局部,或将不同的材料及器材置于血管或身体其他管道(胆管、食管、肠管和气管),恢复这些管道的正常功能。

目前发展较为成熟的肺癌非血管介入治疗方法包括:经支气管镜介导下的高频电烧、氩等离子体凝固、冷冻、球囊扩张、支架置入、支气管近距离后装放疗、光动力治疗等气管腔内介入治疗方法,以及经皮穿刺后介导下的氩氦刀冷冻、放射性粒子置入等经皮介入治疗方法。

肺癌血管内介入治疗方法主要有经外周血管支气管动脉内灌注化疗术、栓塞治疗术等。

124 肺癌经支气管镜介入治疗适用于哪些情况

经支气管镜介入治疗是近年来肺癌局部治疗领域所取得的重要进展，目前主要适用于治疗肺癌侵犯大气管造成的气管狭窄或阻塞，也适用于辅助开展局部放疗。

当肺癌病灶侵犯了较大的气管时，会造成气管狭窄或阻塞，严重影响患者的呼吸功能，患者可出现明显的吸气相呼吸困难，也就是"吸不进气"，或是由于气流减少而造成身体严重缺氧，情况严重时，可造成窒息而死亡。因此，必须尽早解除肺癌大气管侵犯所导致的狭窄或阻塞。根据患者全身条件和气管内具体情况，医生会选择高频电刀、氩等离子体凝固、冷冻、球囊扩张等方法，一次或分次移除造成气管狭窄或阻塞的肺癌组织，必要时置入支架，消除阻塞并维持气管通畅。

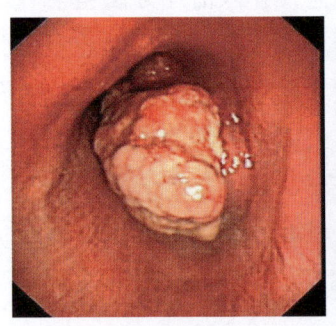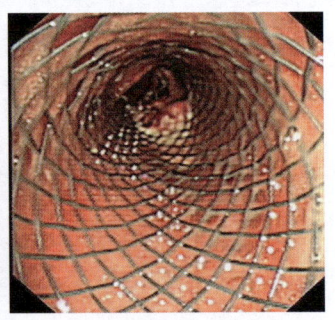

支气管镜下支架置入治疗气管肿瘤所致的气管狭窄

当肺癌患者的全身状况较差而不能耐受体外较大范围放疗，或为避免体外较大范围放疗可能造成的放射性肺炎、放射性纵隔炎、放射性食管炎时，可经支气管镜置入一根下端封闭的专用管道，再装入放射性粒子进行局部放疗，即"后装放疗"。

125 肺癌经皮介入治疗适用于哪些情况

肺癌的经皮介入治疗主要有射频治疗、微波治疗、放射性粒子置入和氩氦刀冷冻治疗等。

当肺癌患者的身体状况已不能耐受手术治疗，甚至不能耐受微创手术治疗时，或当肺癌患者的病情分期已失去手术机会，但需要尽可能在微创的前提下减轻体内癌负荷时，就可以在CT扫描的引导下进行经皮介入治疗。射频治疗和微波治疗都是利用"热"的方法对肿瘤进行杀伤，而氩氦刀是利用"冷"的方法灭活局部肿瘤细胞。具体做法是将专用的穿刺针在CT引导下插入需要灭活的肿瘤组织中，然后采用相应的方法对肿瘤进行杀伤。

经皮放射性离子置入治疗的适用情况类似于经支气管镜"后装放疗"，但粒子置入的途径不同。

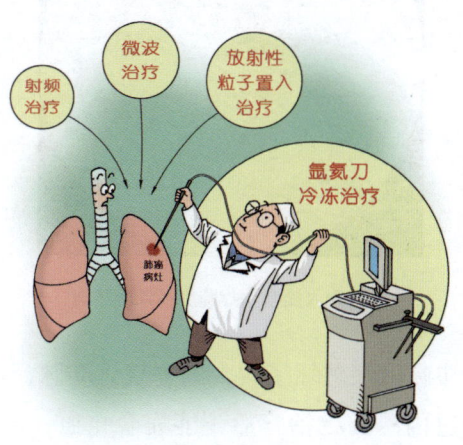

肺癌经皮介入治疗的主要方法

126 肺癌血管内介入治疗适用于哪些情况

肺癌经血管内介入治疗的方法主要有两种：支气管动脉灌注化疗和支气管动脉栓塞治疗。

当肺癌患者因为病情分期或身体状况等因素失去了手术的机会，又由于身体状况因素不能耐受全身化疗的不良反应时，就可以经过外周血管将一根专用的导管置入为肺癌病灶提供血液供应的支气管动脉内，将相对于全身化疗更少量的化疗药物通过导管注射到肿瘤局部，既可以产生部分类似于全身化疗的效果，又能避免大量使用化疗药物所产生的较强烈的不良反应。

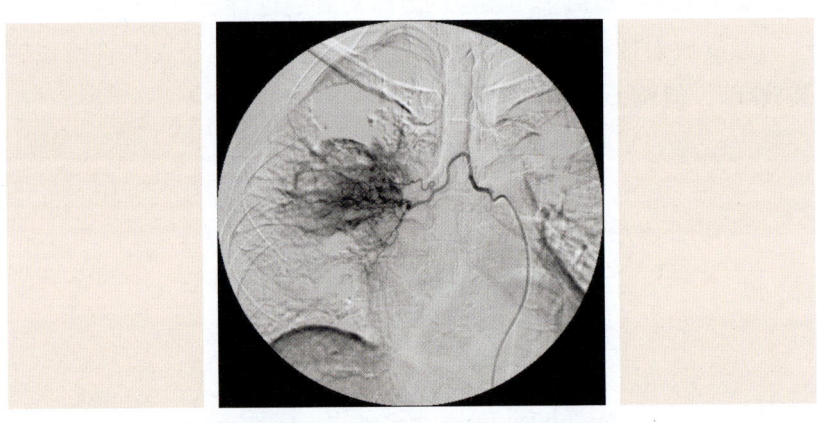

经皮介入栓塞治疗肺癌所致的咯血

另外，当肺癌组织破坏了较大的支气管动脉，造成患者反复、大量咯血，经过内科药物治疗后不能完全止血，同时又无法耐受或不愿接受外科手术治疗时，就可以经过上述管道将具有堵塞作用的药物注射至破裂出血的支气管动脉，堵塞破口以止血。

127 什么是肺癌的放疗？包括哪些种类

放疗的全称为"放射线治疗"，是利用放射线对细胞的杀伤作用来杀灭肿瘤细胞的一种治疗方法，可单独使用，也常配合手术、化疗来使用。

肺癌常规性放疗一般是每周5天，每天1次，每次治疗5～10分钟。如果患者无需或不能接受手术治疗，而单独使用放射线来治疗，就是所谓的"根治性放疗"，其疗程需超过6周。

如果患者已属于晚期，且局部症状比较重，为了帮助患者减轻症状而进行的放疗，被称为"姑息性放疗"，其疗程需根据局部病变的情况及患者对治疗的反应等情况来安排。

如果患者适合手术治疗，但手术切除难度较大，或为减少术中造成肿瘤播散的风险，在术前可使用"术前放疗"。

如果患者的肿瘤病灶无法通过手术完全切除，如手术后病理切片发现切除出的肿瘤组织边缘仍有肿瘤细胞，意味着体内仍可能残存着肿瘤，或术前的影像学检查已经发现存在纵隔、肺门多个淋巴结的转移，存在较大的术后复发风险时，都可以进行"术后放疗"。

另外，前面在经支气管镜介入治疗方法中提及的"后装放疗"也属于放疗的一种。

128 肺癌可以选择的放疗手段有哪些

随着技术的不断进步,新的放疗设备逐年涌现,出现了很多相对较新的名词。对于肺癌患者来说,可能需要接受放疗进一步提高疗效,应该说肺癌患者所能接受的放疗方式与其他肿瘤是一致的,无非是针对原发病灶的放疗和针对转移病灶的放疗。现将肺癌患者能够选择的放疗手段列举如下。

(1)普通放疗:是最常用的放疗手段,利用肿瘤细胞增殖快的特点相对特异性地杀伤肿瘤细胞,但由于其放射特点,对正常组织也有一定的损伤。

(2)精确放疗:为了更好地杀伤肿瘤细胞而同时保护正常组织,科学家们利用物理学的原理,设计了更加适合肿瘤形状的放疗方法,包括能够随呼吸运动、血管搏动等正常生理运动随时调整放射线的设备。通常所说的"调强放疗""伽马刀""射波刀""TOMO刀"等都属于精确放疗的范畴。相对来说,精确放疗较普通放疗的治疗时间短、副作用小,可以根据患者的肿瘤情况和当地的医疗条件灵活选用。

(3)组织间放疗:在介入治疗中提到的"放射性粒子"也属于放疗的一种,由于这种治疗方法是将能够释放放射线的金属粒子通过穿刺的方法排列在肿瘤组织的内部,因此又称为"组织间放疗"。组织间放疗的优点是局部的放射剂量大,对病灶的控制效果好;缺点是需要进行局部穿刺,会有穿刺带来的疼痛、出血和周围脏器损伤等风险。

129 什么是肺癌的免疫治疗

肺癌的免疫治疗是医学界近些年来进展最快,也是最有希望的领域。简单地说,肺癌的免疫治疗就是利用机体的免疫系统来杀伤肿瘤细胞的治疗方法。

由于人体的免疫系统非常复杂,有一个巨大且纷繁复杂的网络来调控机体对于肿瘤细胞的识别和杀伤,存在着诸如淋巴细胞、抗体、补体等杀伤肿瘤的"武器"。因此,利用针对这个复杂的免疫系统的任何一个环节所研发出来的抗肿瘤方法都可以叫作免疫治疗,即广义的"免疫治疗"。具体而言,目前我们在临床上使用的"胸腺肽""干扰素""细胞治疗""肿瘤疫苗"等方法都属于免疫治疗的范畴,甚至有些中成药物也是通过调节机体的免疫系统来发挥杀伤肿瘤作用的。

目前免疫治疗最为引人注目的地方在于所谓的"免疫检查点"治疗,也就是狭义的"免疫治疗"。通俗地说,"免疫检查点"就像是免疫系统的"刹车",当机体的免疫系统识别出了肿瘤细胞并准备将其杀灭的时候,"刹车"机制被异常激活,从而抑制免疫系统对肿瘤的杀伤。针对这个"刹车",目前已经有药物显示出了非常好的解除其作用的效果,就是目前最为火热的"PD-1/PD-L1单抗"及"CTLA-4单抗",其中前者已经在国内上市,而后者也于2021年被国家药品监督管理局(NMPA)批准在国内正式上市,这将给肺癌患者的治疗带来更多的药物选择。

130 免疫治疗有哪些特殊的不良反应

近年来,在肿瘤治疗领域进展最快要属免疫治疗,免疫治疗以其疗效好、不良反应小、有效时间长而得到了大家的青睐,但是免疫治疗本身也有其特有的不良反应,需要在应用时加以注意。

我们知道,免疫治疗的基础是恢复自身免疫系统中的免疫细胞对癌细胞的杀伤能力,然而,如果杀伤力过强,免疫细胞也会开始针对正常细胞进行攻击,就会引起相应的不良反应,常见的受累器官包括肺、甲状腺、肠、肝等。

如果肺部受到影响就会出现免疫相关性肺炎,表现为胸闷、气急,在CT上可以看到肺部出现间质受累的表现。如果甲状腺受到影响则会出现体内甲状腺素的异常,临床上表现出倦怠、脾气改变等症状。如果肠道受到影响,则常常会出现腹泻。如果影响到肝脏,就会出现转氨酶升高、胃口变差,严重者甚至出现皮肤黄染等症状。此外,乏力也是肿瘤免疫治疗比较常见的不良反应。

临床上尤为值得重视的是,在接受免疫治疗的过程中,患者体内的肿瘤病灶可能会出现一过性的增大,而后会再缩小,这时需要谨慎地判断药物的疗效,避免盲目的停药以丧失治疗机会。

总之,免疫治疗的确是一种好方法,但其引起的不良反应也不能忽视。

131 免疫治疗过程中的注意事项

随着免疫治疗的应用越来越广泛,免疫治疗相关的不良反应越来越多地进入到了临床医生的视野中。从患者的角度,在免疫治疗的过程中有以下几点需要特别注意。

(1) 注意治疗前的评估。由于免疫治疗的不良反应可轻可重,遍布全身的各个器官和脏器,而其中某些反应必须和治疗前的影像学或血液学检查结果进行对比才可以做出准确的判断,因此,治疗前进行相应的影像学和血液学基线检查尤为重要。

(2) 注意治疗过程中的反应。免疫治疗过程中,可能出现各系统的反应,多数症状比较轻微,不影响药物的继续使用,但某些反应可能会比较严重,处理不当或不及时甚至会有生命危险,具体见下。

一是严重乏力,活动后加重。这种反应可能预示着心脏系统受到影响,需要进一步通过血液学检查等进行综合判断,如果出现损伤,需要特别及时和相对强力的干预。

二是气急。肺部在免疫治疗过程中是相对容易受到攻击的器官,而免疫相关性肺炎的主要症状就是气急,切莫在出现气急后不及时处理,否则会耽误宝贵的及时阻断免疫不良反应的时间。

三是皮疹。皮疹是最容易观察到的反应,绝大多数的皮疹比较轻微,但在极少数情况下,严重的皮疹也会带来危险,所以皮疹严重时切莫大意,需要请有经验的医生进行判断。

(3) 停药后仍有可能出现反应。由于免疫治疗的特点是调动自身的免疫系统杀伤肿瘤,而免疫系统具有记忆的功能,即便停用了免疫治疗药物,也有可能继续带来疗效,当然同样会继续带来不良反应。所以免疫治疗药物不良反应绝不是像化疗药物和靶向药物一样停药就可以减轻和停止的,停药后还有可能进一步加剧,因此需要特别重视,及时加用相应的药物进行阻断。

132 免疫治疗出现不良反应后还能继续进行吗

免疫治疗在肺癌领域大放异彩的同时，其不良反应也引起了人们的关注，部分患者在出现不良反应的时候其实已经获得了非常好的疗效。于是，问题来了，出现免疫治疗不良反应后还能继续用免疫治疗的药物吗？

用一个绝对不会错的回答——看情况。

第一种情况，如果不良反应很轻微，如轻度的皮疹、轻度的甲状腺功能减退等，不需要停止正在进行的免疫治疗，可以继续使用。

第二种情况，如果不良反应比较严重，已经到了需要停止免疫治疗和用激素类药物干预来阻断不良反应的程度，那么免疫治疗是否再次使用一定要慎重。

1）若出现的免疫治疗不良反应持续无法恢复，毫无疑问，不用。

2）若出现的免疫治疗不良反应可以恢复到正常或者很轻微，并且该不良反应出现的时候还不至于给患者带来危险，可以考虑再次使用，不过使用的时候需要密切监测是否再次发生不良反应以便及时干预和处理。

3）若出现的免疫治疗不良反应可以恢复到正常或者很轻微的程度，但初次出现的该不良反应会给患者带来生命危险，毫无疑问，也不能再次使用。

简单来说，是否再次使用取决于出现的不良反应的严重程度及是否可以恢复。

从数据上来看，曾经出现过免疫治疗相关不良反应的患者再次使用免疫治疗的过程中，大约一半会重新出现不良反应，而重新出现的不良反应中，有一半是以前出现过的，一半是新出现的反应。

133 有自身免疫性疾病的患者能用免疫治疗吗

免疫治疗的不良反应是由于自身免疫攻击造成的，而这与自身免疫性疾病（类风湿性关节炎、银屑病、系统性红斑狼疮、克罗恩病、溃疡性结肠炎等）的致病机制类似，因此，在免疫治疗药物开展临床研究的时候，自身免疫性疾病的患者是被排除在外的。但是在临床实践中，自身免疫性疾病患者也有罹患肿瘤的可能，对于这部分患者，免疫治疗是否为绝对的禁区呢？

2018年美国一项研究报道了56例患有一种自身免疫性疾病且接受PD-L1抑制剂治疗的非小细胞肺癌患者，其中18%患者的自身免疫性疾病处于活动期，20%在接受免疫调节剂治疗中。在这些患者中，有55%的患者出现了一次自身免疫性疾病复发和（或）一种免疫相关不良事件。13例自身免疫性疾病加剧，其中4例需要全身皮质醇治疗。21例发生免疫相关不良事件。在免疫相关不良事件中，74%是轻度的，26%是中重度的，8例需要使用激素治疗，6例（14%）因不良反应严重而永久性终止治疗，这一人群对于免疫治疗的总体缓解率为22%。

这项研究表明，在患有自身免疫性疾病且接受PD-L1抑制剂治疗的非小细胞肺癌患者中，大部分患者出现原有的自身免疫性疾病加剧，这一点在用药前必须有足够的认识和准备。换言之，如果有其他可替代方案，免疫治疗不一定马上执行。不过好消息是这部分患者在用药过程中出现免疫相关不良反应的概率与没有自身免疫性疾病的人群相差无几，而且不良反应事件通常可以控制，很少导致永久性停止免疫治疗。

134 免疫治疗需要持续多久

无论是化疗、靶向治疗，还是免疫治疗，所谓的"疗程"是患者最为关心的问题之一，尤其是免疫治疗药物相对比较昂贵，所以治疗时长的问题就显得特别重要。

首先说明的是，我们这里讨论的主要针对晚期患者治疗的疗程，不涉及辅助治疗、新辅助治疗等比较复杂的情况。

在晚期肺癌治疗的历史上，无论是化疗还是靶向治疗，只要没有出现严重的、需要停止治疗的不良反应，就需要继续进行治疗。但是，免疫治疗最吸引人的地方就是其作用机制与传统治疗不同，是动员机体自身的免疫功能来杀伤肿瘤细胞，具有一定的"记忆"效应，那么是否可以在肿瘤得到控制后就停止治疗呢？

在免疫治疗进行临床研究的时候，就考虑到了这个问题，如果疾病得到控制，持续2年用药后可以停药观察。因此，目前认为晚期肺癌免疫治疗如果有效的话，用药2年可以停药。停药后一旦肿瘤再次进展，将免疫治疗的药物再次引入还是有效的。

在临床实践中，免疫治疗单药的有效率其实并不高，很多情况下可能需要和化疗等联合进行使用，而真正肿瘤得到2年以上长期控制的患者在人群中也是"少数派"，而且考虑是否停药的时候还要把不良反应的问题放在一起进行考量。因此，有机会纠结是否停药的患者应该还是幸运的，也是一种"幸运的烦恼"。

135 免疫治疗是否可以和靶向治疗联用

肺癌治疗领域的第一大变革是靶向治疗，其大大提高了 EGFR、ALK 等具有驱动基因突变患者的治疗有效率，显著延长了患者的获益时间，也大幅减少了治疗所带来的不良反应。

免疫治疗是肺癌治疗领域第二大变革，其给肺癌患者带来了不良反应更轻、获益更久的药物，使更多的肺癌患者获益。如此好的两个药物如果联合起来，是否会强强联合，给晚期肺癌患者带来"绝地反击"的效果呢？其实不然。

在肺癌的治疗中，所说的"靶向治疗"多指单靶点的酪氨酸激酶抑制剂（TKI），如 EGFR-TKI、ALK-TKI 等。这种针对单靶点的 TKI 和免疫治疗是不能同时使用的，因为在前期的临床研究中，发现这样的联合治疗会引起严重的不良反应！此外，存在基因突变的患者，使用免疫治疗的疗效也不是很理想，所以临床上，对于有基因突变的患者而言，一般不考虑免疫治疗，更不会考虑免疫治疗联合靶向药物，只有在靶向药物无效的时候才会考虑使用免疫治疗的药物。

凡事总有特例，在肺癌的靶向药物中，有一种多靶点的药物，叫做安罗替尼，这个药物主要针对的靶点是肿瘤的"命门"——血管生长。在 2019 年 9 月举行的世界肺癌大会（WCLC）上，公布了一项小样本的研究，这项研究就是用免疫治疗药物信迪利单抗联合安罗替尼，在 22 例患者中疾病控制率高达 100%，给临床医生带来了巨大的震撼，目前这种联合的模式在肺癌的治疗中是临床常选的方案之一，特别是对一些化疗无效或者无法耐受化疗的患者。

136 肺癌放疗的效果如何

放射治疗对肺癌是否有效取决于许多因素，如肺癌的病理类型、病情分期、放疗的种类、放疗的剂量和患者的耐受性等。

肿瘤对放疗敏感性的高低与肿瘤细胞的分裂速度、生长快慢成正比；而同一种肿瘤的病理分化程度与放射敏感性成反比，即肿瘤细胞分化程度低则放射敏感性高，而分化程度高者则放射敏感性低。从病理类型来看，低分化的肺鳞癌、小细胞未分化型肺癌等，对放射治疗较为敏感，常照射50～60戈瑞，肿瘤即可消失。

但需要特别指出的是，放射敏感性与放射治愈率并不成正比。放射敏感性高的肿瘤，如小细胞肺癌，虽然局部放疗效果好，肿瘤消失快，但由于它的恶性程度高，远处转移机会多，因而单纯依靠放疗难以根治。鳞状上皮癌的放射敏感性属中等，但它的远处转移少，故放射线治愈率高。

需要指出的是，正规、规律的治疗对于保障放疗的疗效非常重要。由于癌细胞的增殖具有周期性，有的处于静止状态，即处于细胞增殖的G0期；一定时间以后，静止状态的癌细胞进入合成期，即M期，然后又可进入G0期，如此周而复始。而放射线只能杀灭处于增殖状态即M期的癌细胞，对静止期癌细胞无能为力，即使这些静止期的细胞受到损伤，也往往并不严重，细胞内的DNA可迅速修复并重新活跃。为了克服上述"难题"，放疗必须有节律地进行，一般每天一次，每周进行5次。这样可以有一个休整期，让那些处于静止状态的癌细胞和处于缺氧状态的癌细胞转变为增殖状态的含氧量高的癌细胞，从而提高对放疗的敏感性。

137 肺癌放疗的不良反应大吗

这是一个无法回避的问题。既然放疗能杀死癌细胞，其威力当然不可小觑，同时由于常规放疗或多或少会伤及癌组织周围的正常细胞，产生一定的不良反应也是可以理解的。但必须指出，放疗已应用于癌症治疗多年，已经研究设计出了合理的剂量、方式、疗程的参数，其安全性是较高的，不良反应亦大多处于可控的范围之内。

肺癌的放疗主要集中于胸部，可能会造成恶心、呕吐、喉咙及食管发炎（放射损伤造成的无菌性炎症）、咳嗽等急性不良反应，也可能会造成食管狭窄、脊髓炎、肺炎或肺纤维化等慢性不良反应而引起咳嗽、气急。当为了预防和治疗肺癌向脑部转移时，医生会给患者做脑部的放疗，该治疗可能产生头痛、头胀、恶心、呕吐等症状。其中放射性肺炎相对来说较为常见。

需要特别指出的是，放疗的不良反应分为急性和慢性，其中慢性反应往往出现得较晚，甚至在放疗后数年都可能发生。因此，对于做过放疗的患者，如果放疗部位出现不适，需要及时向医生说明自己曾经接受过该部位的放疗。

总的来说，上述急、慢性放疗不良反应可通过合理控制放疗的剂量、方式和疗程，以及通过药物治疗等手段来预防和缓解，但也有少数患者无法耐受放疗。

138　接受放疗的患者会辐射他人吗

很多患者或家属都会问这样的问题,担心患者在接受放疗后,身体会"带上放射线"对周围的人造成放射损伤。其实,这一担心是没有必要的。

放射线在作用于人体后,并不会在体内残留,其作用是"一次性"的,并不会"传染"。举个例子,一个在外面每天晒太阳,被晒得很黑的人,回家后与一个不晒太阳的人在一起生活,是不会把这个不晒太阳的人间接晒黑的。

但是,接受过组织间放疗,即"放射性^{125}I粒子置入术"的患者,是会对周围的人产生一定辐射的。由于放射性粒子在体内有一定的半衰期,其半衰期大约为60天,理论上在体内放射性粒子仍有作用的情况下,患者本身就是一个"放射源"。虽然^{125}I粒子在组织间的辐射半径为1.7厘米,但临床实践中还是可以探测到放置了放射性粒子的患者体表有少量的射线。对于此类患者,建议与周围的人,尤其是婴幼儿保持一定的距离;此外,还可以通过穿着类似于"铅衣"的防辐射服来减少对于周围的辐射。

> **小贴士**
>
> 在肺癌诊治的过程中,可能对周围的人造成辐射伤害的仅有PET-CT检查,故建议患者在接受PET-CT检查后的6小时内采取一定的自我隔离措施(与他人至少保持30厘米的距离),避免对周围的人造成伤害。接受PET-CT检查后对周围的辐射伤害会在24小时内基本消除。

139 接受放疗的患者需要注意哪些事项

在接受放疗前,患者应配合向放疗专科医生提供详细的病史、临床诊治资料,如是否适合接受放疗,应该给予何种类型的放疗,以及放疗的剂量、放疗的范围、放疗的周期,可能会产生哪些放疗不良反应,及控制不良反应的预案等,以使医生能够据之制订出针对患者本身的最佳放疗方案。

用于放疗的放射线无声、无色、无味,治疗时就像拍胸部X线片和做胸部CT一样,不会痛,没有任何感觉。为了要精确地照射,放疗时,身体必须保持不动。当医生将位置对准后,他们会离开治疗室,回到操控室,启动放射治疗机。放疗机很庞大,故在转动时会有声响,但不必害怕,它是很安全的。医生会从操控室的闭路电视一直观察患者的情况,亦可与患者对话。患者在放疗当中有任何不适,只要立即向医生表明,马上可以中止治疗。

患者在放疗期间可能会感到疲倦及厌食,这种反应可能会持续到治疗结束后4～6周。因此,患者必须及时补充营养,保证充分的休息及睡眠。

放射线"敌我不分",难免会伤及正常的组织细胞。放疗为了引起癌细胞死亡,就必须要达到一定的剂量,而大剂量的放疗又会损伤正常组织,引起许多不良反应。胸部放疗常可造成严重程度不同的放射性肺炎(表现为干咳、气急)、放射性食管炎(表现为吞咽时疼痛、吞咽困难)、放射性纵隔炎(表现为胸痛)等,如出现相关症状表现,应及时至医生处就诊,医生会给予相应的积极治疗。

140　肺癌伴随胸腔积液该如何治疗

肺癌常出现胸膜腔的转移，造成胸腔积液。胸腔积液的量较少时，患者不会因此而出现明显的不适，当出现较大量的胸腔积液时，出现胸腔积液一侧的肺组织会受到挤压，造成肺不张，而纵隔和心脏会被胸腔积液推挤向另一侧胸腔，患者会出现胸闷、气急、咳嗽等症状，严重时，患者的活动能力可明显受限。出现这些情况时，医生首先会安排做胸腔内的局部治疗。最简单的方法是用穿刺针穿入胸腔，抽取胸腔积液以缓解对胸腔的压迫。更多的是在患者的胸腔内置入一根较细的引流管，在一天至数天不等的时间里，缓慢引流出胸腔积液，以避免短时间内大量、快速抽液时患者不耐受。待胸腔积液引流充分后，医生会通过引流管向胸腔内注入治疗药物，然后夹闭并保留引流管，待其作用一定时间（通常是24小时左右）后，再打开引流管排出药物作用后可能仍残余或仍增长的胸腔积液，然后拔除引流管。上述向胸腔内注射药物再夹闭引流管的过程可根据具体治疗的效果重复数次。

假如给肺癌伴随胸腔积液的患者做胸腔内的局部治疗是"治标"的话，在给予胸腔内局部治疗的同时或之后，针对患者原发肿瘤进行化疗就是"治本"，这可以有效消灭造成该类胸腔积液的源头。

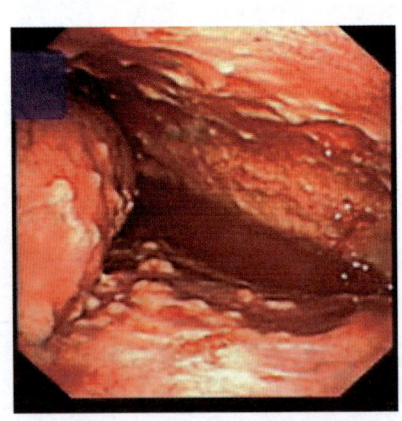
肺癌胸膜腔内转移造成恶性胸腔积液

141 胸腔积液会越抽越多吗

很多肺癌患者在出现胸腔积液时惧怕接受胸腔穿刺的检查和治疗，其原因是害怕胸腔积液会"越抽越多"。的确，有部分患者胸腔积液抽取后短期内会再度增长，但非常肯定的是，胸腔积液绝不会因为引流而增多！

首先，正常状态下人的胸腔会有少量的胸腔积液起润滑的作用（数毫升至数十毫升），并且不断地产生和吸收以达到动态平衡。当出现胸腔积液的时候，无论是何种性质的胸腔积液，均已出现影响胸腔积液循环动态平衡的因素，此时做胸腔穿刺不会对胸腔积液量的增多有决定性的影响，应该说"无论穿或不穿，胸腔积液就在那里"，如果病情进展还会继续增多。

其次，胸腔穿刺是明确胸腔积液性质最重要的措施。我们只有弄清楚了胸腔积液的原因才能做有针对性的治疗。目前非常明确的是肺癌患者出现的胸腔积液并不一定是肿瘤所导致的，而非肿瘤导致的胸腔积液对治疗策略会产生巨大的影响，从这点来说胸腔穿刺是非常必要的。

再次，有些患者的胸腔积液量大，对呼吸和循环功能造成影响，出现了胸闷、气急的症状，此时则不得不进行穿刺以尽快改善症状，避免引起生命体征的不稳定而危及生命。从这个角度来说，胸腔积液穿刺是非常关键的治疗措施。

总之，胸腔穿刺对于胸腔积液的诊断和治疗非常必要且相对安全，担心胸腔积液会"越抽越多"而不接受胸腔穿刺是典型的"因噎废食"。

142 放置胸腔引流管后需注意什么

若肺癌患者出现胸腔积液,在放置胸腔引流管后有以下几个方面要引起注意。

首先,胸腔引流的速度不可太快。胸腔压力大的时候可能仅几分钟就有数百毫升甚至上千毫升的胸腔积液被引出。这种情况下切记不能图快,否则患者气促的感觉一度好转后会再次加重。其原因是长期胸腔积液的压迫使得正常的肺萎缩,身体从某种程度上"适应"了这种不正常的"高压"环境;当迅速引流大量胸腔积液后萎缩的肺再度张开,会引起所谓的"复张性肺水肿",通俗地理解就是身体不适应这种迅速的压力改变。这时正确的做法是,引流100~200毫升胸腔积液后暂停引流,待休息半小时左右后再度开放引流,如此反复数次达到引流出适量胸腔积液的目的。

其次,引流量不能太多。一般我们在胸腔置管的首日引流量的上限为800~1 000毫升,之后可以根据患者的身体状况和胸腔积液产生的状况适当增加,但当引流量大的时候必须保证充足的液体供应,防止胸腔积液大量引流后造成相对的血容量不足,患者出现"虚脱"的情况。此外,恶性胸腔积液中往往含有大量的蛋白质,大量引流后会造成蛋白质的损失,如患者营养状态不良需要及时补充。因此,胸腔置管后切忌无节制地引流,需要按照医护人员的要求酌情处理。

再次,要保证引流管的密闭性。正常状态下,随着呼吸运动人的胸腔内会有压力的变化,吸气时胸腔内相对大气来讲是负压。所以在放置了胸腔引流管后一定要保证管路的密闭性,否则可能在吸气时将空气带入胸腔,引起"气胸"。对患者和家属来说,在没有足够把握的情况下不要随意调整引流管,当意外出现接头脱

142. 放置胸腔引流管后需注意什么

落等情况时迅速封闭开放的管路或是立即请医护人员处理。

最后，要保证局部的清洁干燥。当发现穿刺局部有渗液、贴膜脱落、置管处污染等情况时及时告知医护人员做相应处理；不要轻易打开局部的敷料，在有置管时不要轻易洗澡。

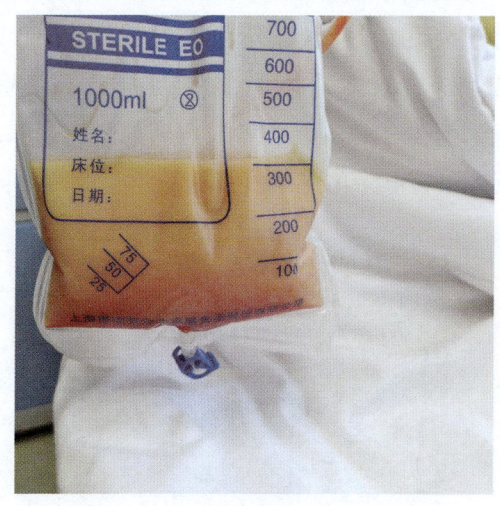

乳糜样胸腔积液

143 什么是胸腔闭式引流？放置后需注意什么

胸腔闭式引流是将一根比筷子略粗的管子放置在胸腔内，在外面接一套"闭式引流瓶"，达到引流胸腔内异常气体和液体作用的治疗方法。与我们平常放置的胸腔引流管相比，胸腔闭式引流的置管更粗，由于外接了胸腔闭式引流瓶，还可以有水封和外接负压的作用，更加便于医生观察胸腔引流的情况并进行干预。简单的理解就是，胸腔闭式引流是更为"高级"的胸腔置管引流。

放置了胸腔闭式引流后也不需要特别担心，其原理与刚才提到的胸腔穿刺引流是一致的，患者或家属只要注意保证置管在位，尽量避免脱落即可，其余的维护和操作交给专业的医护人员。

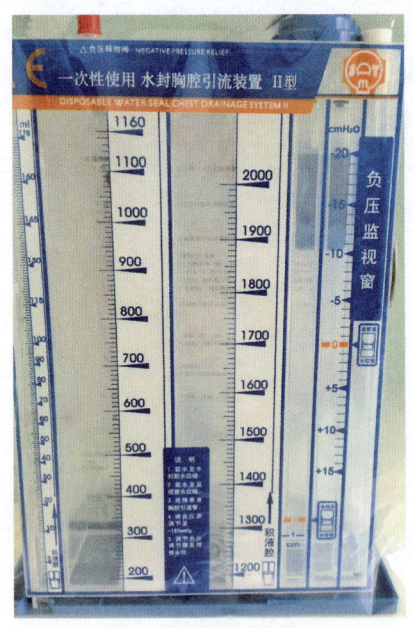

胸腔闭式引流瓶

144 肺癌伴随心包积液该如何治疗

虽然肺癌伴随心包积液没有肺癌伴随胸腔积液那么常见，但也并不少见。人体的心包腔是包绕在心脏外的密闭腔隙，正常情况下存在20～40毫升的液体，对心脏的活动起到"润滑"的作用。肺癌细胞通过肺部的血液循环进入心室腔，并通过冠状动脉被进一步运送到心脏表面，进而移行入心包腔（内行途径），或通过癌细胞向心包直接侵犯（外行途径），或因肺癌肿块压迫了心包的淋巴回流（阻塞途径）等均可造成肺癌性心包积液。

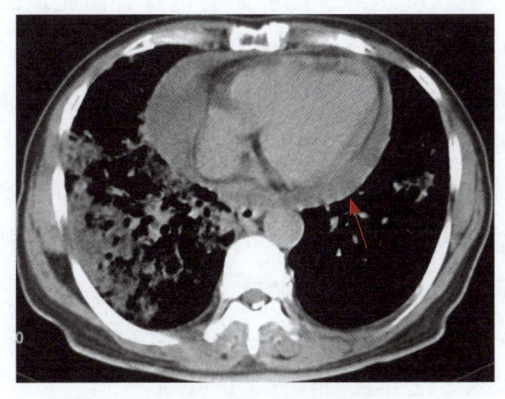

肺癌心包转移致心包积液

肺癌性心包积液的治疗方法与肺癌性胸腔积液的治疗类似，也包括局部治疗和全身治疗。不同的是，心包积液在穿刺的过程中造成心脏损伤的风险较大，若在B超的引导下进行，可以提高穿刺的成功率，降低心脏损伤的风险。

145 补充营养会促进肺癌生长吗

临床上,经常有肺癌患者或者家属担心补充太多的营养会导致肺癌迅速生长,因而不敢正常进食,这种说法是没有道理的。

我们都知道肿瘤的特点就是生长分化失去了控制,而这种失控与机体的营养状态并无直接关联。即便是肺癌患者补充了充足的营养,肿瘤也不会加快生长速度;反过来说,即便是肺癌患者完全不进食,肿瘤也不会放缓生长速度。

在肺癌的治疗过程中,无论是手术、放疗还是化疗的基本要求都是患者一般状况良好,能够耐受治疗,而充足的营养摄入是患者维持良好状况的基础,从这个角度讲,肺癌患者应该保证充足的营养和能量摄入。另一方面,当体内有肿瘤存在,尤其是肿瘤负荷较大时,肿瘤本身会消耗大量的营养和能量,还会分泌许多细胞因子加速患者体内的能量消耗。此时即便肺癌患者能够按照正常人的量来进食,也可能因消耗太多而呈现相对的营养缺乏,因而更需要摄入充足的营养和能量。

因此,肺癌患者应该通过食物或必要时借助药物保证充足的能量和营养摄入,这样会更有利于抗肿瘤治疗。

146 肺癌放疗出现放射性心肌损伤后如何治疗

放射性心肌损伤是肺癌患者接受放疗后的常见不良反应,分为急性反应和迟发性反应两大类。患者在接受照射后24小时内即可发生急性反应,而迟发性反应可发生在照射后6个月甚至更长时间内,临床以心包炎、心肌纤维化、心功能减退为特征,可表现为发热、胸痛、乏力、活动后气短、呼吸困难等。

中医认为本病系放疗后热毒灼伤血络、耗气伤津所致。针对本病热毒伤阴、气虚血瘀的病机,临床多以益气养阴、凉血通络为治法,选用黄芪、党参、百合、石斛、沙参、麦冬等益气养阴中药配合赤芍、生地黄、仙鹤草、丹参、三七、地龙等凉血活血之品使用。

有学者以清热养肺汤方(金银花30克,北沙参10克,麦冬10克,赤芍15克,白花蛇舌草30克,肺形草30克,生地黄20克)作为肺癌放疗后治疗毒副作用的主方,出现放射性心肌损伤者按照以上原则加用益气养阴、凉血活血的药物,疗效满意。

小贴士
中医如何治疗肺癌患者放化疗后出现的便秘

便秘是肺癌患者放化疗后最常见的症状之一。中医治疗便秘,强调从整体观念出发。治疗上不可妄用大黄、芦荟、番泻叶等攻下之品,而宜补其虚润其燥,采用"寓通于补"之药,如黄芪、白术、肉苁蓉、当归、生地黄、郁李仁等润肠通便药。其次,通过按摩中脘、气海、天枢、上巨虚、足三里等穴位,借助经络传导,可增强肠胃蠕动,促进肠道津液分泌,软化大便,并可促进低下的排便反射,恢复便意。

147 有针对肺癌的疫苗吗

总体而言，疫苗分为预防性疫苗和治疗性疫苗两类。预防性疫苗大多针对的是感染性疾病，或由感染性因素所导致的癌症。在明确感染病原后，提取其中的主要免疫性成分，通常是某一蛋白质，在体外制备针对这一蛋白质的相应抗体，即为预防性疫苗。将这一疫苗以适当的剂量、疗程和方法注入人体内，即可针对相应的感染病原产生抑制和杀伤作用，从而预防相应疾病的发生。例如，针对乙肝病毒的乙肝疫苗、针对人乳头瘤病毒的宫颈癌疫苗，都是预防性疫苗。由于肺癌不是一种由感染性因素所导致的疾病，其发病机制又较为复杂，针对肺癌细胞中某一蛋白质成分制备的抗体并不能对肺癌的发生产生预防作用，因此，目前还没有针对肺癌的预防性疫苗，也就是说，还不能靠打某一种疫苗来预防肺癌的发生。但针对非小细胞肺癌的治疗性疫苗研究，已进入临床试验阶段。

随着人们对肺癌相关抗原和机体免疫反应认识的不断深入，科学家已经针对数种肺癌相关的抗原设计开发了多个治疗性的疫苗。治疗性肺癌疫苗可以通过激活机体自身的免疫系统，相对特异性地杀死肺癌细胞，但肺癌的疫苗治疗研究尚未成熟。虽然目前小规模的临床试验取得了可喜的成果，但这些成果还有待于更大规模的临床研究来验证。

另外，研究出最佳的免疫反应调节剂，以使免疫攻击控制在理想的强度；筛选出最适合的肺癌群体，以使疗效最大化、不良反应最小化等诸多问题，均有待解决。

148 肺癌会引起疼痛吗

早期肺癌肿瘤位于支气管和肺组织内部，而这些部位没有感知疼痛的神经末梢，因此，早期肺癌患者较少发生疼痛。但在某些情况下，即使是早期肺癌，由于伴发了异位内分泌综合征，出现"肺性肥大性骨关节病"，亦可引起疼痛。肺性肥大性骨关节病多见于肺鳞癌患者，多发生于上下肢长骨的远端，如手指、腕部、膝部、踝关节等部位，出现局部的肿胀伴疼痛。值得一提的是，肺性肥大性骨关节病所伴发的疼痛与寒冷刺激无明显关系，较少引起关节变形，不存在晨僵（早晨起床时关节僵硬、活动度差，经活动后可逐渐恢复）现象，这些特点都与风湿性或类风湿关节炎所导致的关节肿胀和疼痛不同。

晚期肺癌，当肿瘤转移并侵犯含有能感知疼痛的神经末梢的部位时，都可以引起疼痛，且多数较为剧烈。当肿瘤转移至壁层胸膜时，可引起尖锐的疼痛，且该疼痛在深呼吸和咳嗽时加重；当肿瘤转移至胸壁并压迫或侵犯肋间神经时，可引起沿肋间呈横向条带状分布的"放电性"疼痛；当肿瘤转移到全身各处骨骼时，可引起相应部位的疼痛，如果所侵犯的骨骼属于承重的骨骼，如下肢长骨、腰椎等，则较容易发生"病理性骨折"，一旦该类骨折形成，疼痛会急性持续加重，程度较剧烈；当肿瘤转移至肝脏并形成较大的肿块时，可引起类似于原发性肝癌常发生的"钝性"隐痛；当肿瘤转移至颅脑时，由于肿块在颅骨包绕的有限空间内生长，如果肿块较大或在短时间内生长较快，则可由于脑组织受压、颅内压力增高而导致出现剧烈的头部"胀痛"，严重时可伴有剧烈的"喷射性呕吐"现象。

149 什么是癌痛的"三阶梯止痛原则"

癌痛的"三阶梯止痛原则",就是依据癌症所引起疼痛的剧烈程度进行三个级别的针对性止痛治疗。

一阶梯止痛,适用于一般疼痛,使用非阿片类止痛药物,如吲哚美辛、美洛昔康、塞来昔布、阿司匹林等,必要时加用辅佐剂。

二阶梯止痛,适用于中度持续疼痛或疼痛加重,使用弱阿片类止痛药物,如盐酸曲马朵、可待因等,必要时加用辅佐剂。

三阶梯止痛,适用于强烈持续疼痛,使用强阿片类止痛药物,如盐酸吗啡片、硫酸吗啡缓释片、盐酸羟考酮控释片、芬太尼透皮贴等,常联合非阿片类止痛药物及辅佐剂。

辅佐剂是指镇静安定药、氯丙嗪、地西泮、泼尼松、地塞米松等,根据病情需要可酌情选用。

总的来说,目前临床医师多已接受了所谓"弱化二阶梯"的观念,主要原因是二阶梯药物的止痛作用不强,但不良反应也不轻,并且受到不良反应的限制,不易调整剂量充分止痛。三阶梯的镇痛药物联合一阶梯的解热镇痛药,必要时加入辅助用药是临床止痛治疗的主流方法。

需要特别补充的是,并非由肺癌导致的所有类型疼痛都只能用上述三类止痛药物来缓解,同时,上述三类止痛药物也并非能缓解由肺癌导致的所有类型的疼痛。例如,当出现由肺癌脑转移所导致的剧烈头部胀痛时,通过适当的"脱水"治疗,可以在较短的时间内快速缓解;又例如,当出现肺癌骨转移所导致的局部疼痛时,需要定期给予二膦酸盐类药物,抑制肿瘤侵犯所导致的溶骨性破坏,再配合必要的止痛药物治疗,可达到良好的止痛效果。

150 除药物治疗以外，癌痛还有哪些治疗方法

采用"非药物治疗"方法来缓解癌症所导致的疼痛，不仅使用方便，而且无任何不良反应，可以单独应用于轻度疼痛的治疗，也可联合药物治疗，产生"1+1＞2"的止痛效果。

（1）**体表止痛法**：可通过刺激疼痛部位周围的皮肤或相对应的健侧达到止痛目的。刺激方法可采用按摩、涂清凉止痛药等，也可采用各种温度的刺激，或用65℃热水袋放在湿毛巾上做局部热敷，每次20分钟，均可取得一定的止痛效果。

（2）**注意力转移止痛法**：可根据患者的喜好，放一些快节奏的音乐，让患者边欣赏音乐边随节奏做拍手动作；或让患者看一些笑话、幽默小说，说一段相声取乐。还可以让患者坐在舒适的椅子上，闭上双眼，回想自己的童年趣事，或者想自己愿意想的任何事，每次15分钟，一般在进食后2小时进行，事后闭目静坐2分钟，这些都可以达到转移止痛的目的。

（3）**放松止痛法**：全身放松可有轻快感，肌肉松弛可阻断疼痛反应。让患者闭上双眼，做叹气、打哈欠等动作，随后屈髋屈膝平卧，放松腹肌、背肌，缓慢做腹式呼吸；或让患者在幽静的环境里闭目进行慢而深的吸气与呼气，使清新空气进入肺内。

151 应该忍受肺癌引起的疼痛，避免药物治疗吗

很多肺癌患者及其家属都认为，对于肺癌引起的疼痛，能忍则忍，"不到万不得已"不愿接受药物治疗。其实，这是一种错误的观点。

一些传统观念认为，在癌症晚期患者临终前数周（例如最后的一二个月）才可以给予药物止痛治疗。但实际上，在"终末期"到来之前的数月甚至数年，间断性或持续性和顽固性的疼痛已经给患者带来了难以忍受的痛苦；而且，疼痛还将使患者的身体状况迅速恶化，免疫功能降低，对其他治疗也十分不利；另外，在医生指导下进行的规范化药物止痛治疗，不仅止痛药物的成瘾率较低，而且即使在"终末期"时产生一定程度的药物依赖，考虑到癌痛所导致的危害，止痛治疗的益处还是更为突出的。

目前业界已形成的共识是，没有任何理由去等待那个所谓的"终末期"，更没有必要让患者去忍受本可控制而由于人为原因不去控制的精神上和肉体上的痛苦，对出现疼痛的患者应果断地采取各种治疗手段，设法解除患者的痛苦，保持"无痛生存"。

一个人的生命不仅仅要长度，还要有质量、有尊严，是时候摒弃陈旧的观念，大胆地对癌痛说"不"了。

152 使用强阿片类止痛药会成瘾吗

当肺癌导致的疼痛较为剧烈，通过非阿片类或弱阿片类药物无法止痛时，常需采用强阿片类药物如吗啡等进行治疗。很多肺癌患者及其家属都会担心，吗啡等强阿片类药物是"毒品"的主要成分，长期应用会不会不可避免地成瘾，并产生不良后果？虽然这一担心不无道理，但也不必过度恐慌而因噎废食。首先我们需要了解什么叫作"成瘾"。

成瘾就是药物依赖，分为躯体依赖和精神依赖两大类。躯体依赖是癌症引起的疼痛，需要药物控制，并不是通常意义上的成瘾；所谓的成瘾是指精神依赖，例如吸毒的人使用吗啡的目的在于获得欣快感（精神依赖），长久下去会成瘾，不能戒断。肿瘤患者使用吗啡目的在于止痛，不追求欣快感，所以对癌痛患者无太多不良作用，且病情缓解后可轻松停用吗啡。有调查显示，癌症患者因为疼痛使用吗啡类药物的成瘾率仅为0.8%。

目前业界的观点认为，下列方法可以避免或延迟止痛药成瘾的出现。

1）尽可能综合应用辅助药物以加强镇痛效果。

2）交替应用不同类型的镇痛药物，不要自始至终单用一种药物。

3）尽量选择缓释或控释药物，因为短效药物更容易形成血药浓度的波动，造成其成瘾的比例高于缓释或控释药物。

4）配合其他止痛方法和给药途径。例如针对原发癌症治疗可有效缓解疼痛，某些骨转移病灶经过放疗后疼痛会明显减轻。

总之，肺癌引起疼痛时使用强阿片类药物成瘾的可能性非常小，大可不必因为害怕成瘾而忍受疼痛。

153 肺癌骨转移应怎样治疗

对于肺癌骨转移而言，因为转移的源头是肺部癌肿内的癌细胞，因而首先要针对原发病灶进行治疗。由于出现骨转移的患者病情分期都处于晚期，因此绝大多数都没有手术切除的机会。医生会根据原发病灶的病理类型、病情分期、病灶的基因表达和突变情况等，制订针对原发病灶的最佳治疗方案，如化疗、靶向治疗等。

当肺癌侵犯转移部位的骨组织后，会出现两方面的影响：一方面，会导致局部的钙质丢失，产生"溶骨"效应，导致疼痛，甚至是难以忍受的剧烈疼痛；另一方面，会破坏局部骨小梁，影响骨骼的支撑作用，极易出现病理性骨折，如果骨折出现在重要部位，则会导致严重的后果，例如，如果出现颈椎骨折，则可能导致全身瘫痪，如果出现腰椎骨折，则可能导致半身瘫痪。

针对骨转移的上述破坏作用，除给予止痛药物外，目前相对特效的治疗方法是静脉输注二膦酸盐类药物。二膦酸盐有预防骨破坏和延缓骨转移灶播散的作用，可以明显降低骨骼并发症的发生，此外，还有明显的止痛作用，从总体上看，有效率达到70%以上。目前常用的二膦酸盐类药物有唑来膦酸盐、帕米膦酸盐等。另外，对于药物治疗效果不佳的情况，还可以采用局部放疗的方法，可取得较好的效果。

这里还需要介绍的是，在一些大型综合性医院的骨科，已经开展了针对肿瘤骨转移的治疗探索，例如针对肺癌颈椎转移、腰椎转移患者的转移部位进行手术，切除局部肿瘤组织，同时给予内固定支撑，可以在一段时间内大幅改善患者的生活质量，使这些患者有机会接受其他更为积极的治疗措施，这些治疗探索在一些患者中已经取得了较好的效果。

154 肺癌脑膜转移应如何治疗

肺癌脑膜转移是临床上相对少见和难以诊断的疾病，但随着人们对肺癌认识的不断深入及治疗药物的日益增多，脑膜转移将会越来越容易被诊断出来。一旦确诊为脑膜转移，可以从以下几个方面进行处理。

（1）**减轻脑膜转移的症状**：脑膜转移的患者常有比较明显的头痛，且往往同时伴有颅内压增高。因此，对脑膜转移的患者使用一些激素和脱水药物能够缓解临床症状。

（2）**使用能够透过血脑屏障的药物**：传统上脑膜转移治疗困难的主要原因就是药物难以透过血脑屏障，随着药物研发的不断进步，现在已经有新开发出的靶向药物具有较强的透过血脑屏障的作用，可供临床选择，如抗血管生成药物贝伐珠单抗、EGFR抑制剂奥希替尼等。

（3）**酌情采用外科手术**：在部分紧急情况下，如颅内压严重增高危及生命的时候，可以通过外科手术的方法，将脑脊液引流出体外，或者分流至体内的其他脏器（如腹腔）。当然，这种治疗本身会有一系列的禁忌证和并发症，临床上要非常审慎地使用。

（4）**密切观察患者**：密切观察患者头痛及精神状况的变化，一旦出现头痛加重或者精神状态明显异常，及时寻求专科医生的帮助。

155 肺癌脑转移需如何治疗

脑部是肺癌的常见转移部位，尤其是那些转移性较强的肺癌病理类型，如小细胞肺癌、肺腺癌，出现转移的概率更高。当肺癌细胞转移至脑组织后，会在局部形成单个或多个肿块，并不断生长，由于脑组织被限制在无法扩张的头颅骨骼内，当癌肿不断长大后，除了会破坏局部的脑组织，还会严重挤压周围正常的脑组织，导致颅内压力升高。受癌肿生长部位、大小及生长速度快慢的影响，患者会出现不同程度的头晕、头胀、头痛、喷射性呕吐，甚至呼吸停止，因此，脑转移是一种非常危险的并发症，需要特别关注，并及时给予积极治疗。

类似于肺癌骨转移的治疗，肺癌脑转移的治疗首先也是要针对原发病灶进行治疗，消除源头。但需要指出的是，由于化疗药物突破"血脑屏障"进入脑组织的剂量是有限的，因此大多数化疗药物对颅内转移病灶的杀伤作用是有限的，但新的研究发现，一些靶向治疗药物除了可以杀伤肺组织中的原发肺癌病灶外，对脑组织中的转移病灶也具有较好的杀伤作用。其次，需要静脉滴注或口服脱水类药物，常用的是给予甘露醇或甘油果糖快速静脉滴注，促进脑组织脱水，改善脑水肿，这会在短时间内改善患者的症状，为患者获得更积极的治疗措施创造机会。再次，可以通过头颅放射治疗，包括普通放射治疗、伽马刀（γ射线聚焦放射治疗）及其他更为精确的放射治疗方法（如质子重离子治疗），在不打开头颅的情况下，杀伤头颅内的肿瘤组织，在一些特殊情况下，也可以采用外科手术进行开颅治疗。

156 为什么有些肺癌患者需要口服甲羟孕酮

肺癌患者，尤其是一些中、晚期肺癌患者，常出现食欲不振的状况，医生会给这些患者口服一种叫甲羟孕酮的药物。甲羟孕酮是一种孕激素，为什么要给肺癌患者口服这种药物呢？其实，这是利用了孕激素刺激合成代谢的原理。大家都知道，除了偶尔受到早孕反应的影响，孕妇通常都有较好的食欲，这就是受到了怀孕过程中体内分泌增多的孕激素的影响。孕激素会刺激体内的合成代谢，也就是促进能量储存的代谢，刺激食欲。大量的临床试验和临床实践表明，给食欲不振的肺癌患者口服甲羟孕酮，可以刺激患者的食欲，增加体内的能量储存，使得患者有机会因改善了的"体能状态评分"而获得更加积极的治疗机会。目前，国内外的肺癌治疗指南均推荐将甲羟孕酮列为改善肺癌患者食欲、恢复体能的标准用药。

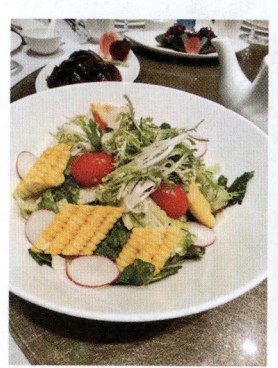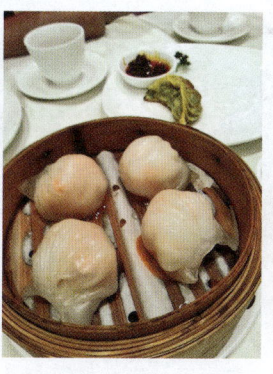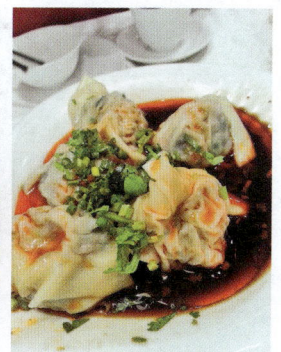

甲羟孕酮可增进患者食欲

157 何谓"转移性肺癌"？与肺癌有什么区别

所谓的"转移性肺癌",指的是全身任何部位的癌症通过血行转移、淋巴转移、直接浸润、气道种植等方式转移到肺部所继发形成的"肺癌"。而通常我们所说的肺癌,都是指原本就发生在肺部的恶性肿瘤。如果把肺比作是一个村落,肺癌比作是小偷的话,原发性肺癌就是村里的住户家里出了个小偷,而转移性肺癌就是外村的小偷流窜到了村里作案。

全身很多部位的癌症都可以转移到肺部,最常见的有甲状腺癌、乳腺癌、肾癌、绒毛膜癌、骨肉瘤等,肺部转移发生率在60%～90%；其他较容易转移到肺部的恶性肿瘤包括肺癌（从一个肺叶转移到其他肺叶）、肝癌、胃癌、结直肠癌、前列腺癌等,肺部转移发生率为35%～55%。

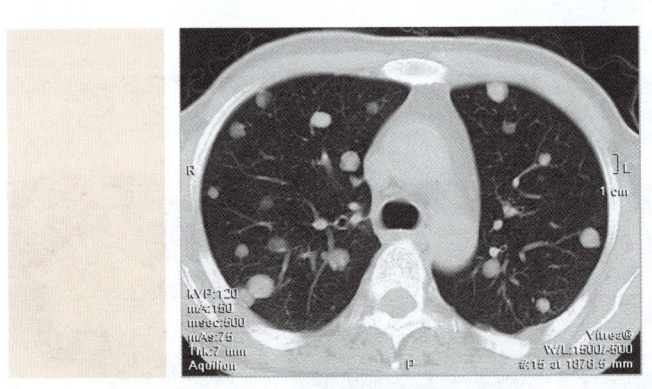

双肺转移癌

158 怎样发现和诊断转移性肺癌

转移性肺癌多数没有特征性的临床表现，甚至大多数（2/3）患者没有症状，少数（1/3）患者会出现不同程度的咳嗽、咳痰、咯血、胸痛、气急等症状，且常常伴有原发肿瘤的相关临床表现，如结直肠癌常有黑便、大便隐血阳性，甚至腹部包块；肝癌常有腹痛、黄疸、厌食；乳腺癌常有乳腺包块、局部皮肤"橘皮样"表现；甲状腺癌常有颈部包块；骨肉瘤常有骨痛等。

在转移性肺癌的诊断过程中，一方面，是通过胸部X线、胸部CT、PET-CT等发现肺部的转移性病灶，该类病灶可以表现为肺内尤其是下肺单个或多个结节、网格样浸润、胸膜上结节及胸腔积液等；另一方面，通过临床表现和影像学检查，并最终常依靠获取肺部转移病灶或其他部位的可疑原发病灶组织进行病理学检查，来确定原发肿瘤。

血清肿瘤标志物检查常有很好的原发病灶"指示"作用。例如，癌胚抗原（CEA）的升高常提示结直肠癌、胰腺癌、胃癌、肝癌、乳腺癌等；甲胎蛋白（AFP）的升高常提示肝癌、睾丸癌或其他生殖细胞肿瘤；前列腺特异性抗原（PSA）的升高提示前列腺癌；糖链抗原125（CA125）的升高常提示肺癌和卵巢癌；神经特异性烯醇化酶（NSE）的升高常提示神经内分泌肿瘤或小细胞肺癌。

不过在少数情况下，即使是使用了各种方法，还是无法弄清肿瘤的来源，学术界把这种肿瘤称作"原发灶不明恶性肿瘤"，对于这种肿瘤的治疗需要临床医师综合考虑各种因素后选定治疗方案。

159 怎样治疗转移性肺癌

正如肺癌原发恶性肿瘤转移至其他部位时被评估为晚期一样，其他部位的恶性肿瘤转移至肺部也意味着病情已进入晚期，一般难以通过手术获得根治。总体而言，转移性肺癌的治疗应遵循"针对原发肿瘤"的原则。

由于肺部的转移性病灶只是其他部位恶性肿瘤的"派出机构"，而不同部位原发肿瘤的化疗方案又不完全相同，因此转移性肺癌的化疗方案是根据其原发肿瘤的类型来设计的，也就是"针对原发肿瘤"的原则。例如，对于肠癌肺转移，通常是根据肠癌的治疗方案进行全身化疗，或口服化疗药物治疗；对于肾癌肺转移，由于尚缺乏相应非常有效的肾癌化疗药物和方案，通常是进行针对肾癌的免疫治疗；对于肝癌肺转移，可以进行抗血管生成的靶向治疗等。

除了针对原发肿瘤以外，在某些特定的情况下，针对肺部及胸腔的局部手术或介入治疗也是非常必要的。当原发病灶已经被切除，或可以将转移性病灶和原发病灶同时切除，且不存在除肺部以外的其他转移病灶时，通过开胸手术或外科胸腔镜手术来治疗转移性肺癌便不是绝对禁忌的。当全身其他部位的肿瘤转移至胸腔内时，会导致胸腔积液的出现，若胸腔积液量较大，则会压迫肺组织，使患者出现呼吸困难。此时，便需要向胸腔内置入导管，引流出胸腔积液，缓解压迫，必要时注入治疗性药物，如榄香烯乳、香菇多糖等，抑制胸腔内的癌细胞生长及胸腔积液的生成。

160 什么是药物临床试验？参与者会获得哪些益处

每一种新药在投放市场前，都必须经过基础研究、动物试验和临床试验等规定程序后才可上市。而一种新药无论经过多少次的体外试验和动物实验，最终都必须要通过人体进行临床试验以确定药物的疗效和安全性。通俗地说，药物临床试验就是在人体内进行新药物或新治疗方案的疗效和安全性的研究。

新药临床试验的开展必须由国家药品监督管理局审查批准，在国家药品监督管理局认可的"药物临床试验机构"进行，由有资格的医学专家主持，并受到国家药物监督部门的严格监管，遵循符合"伦理"、依据"科学"的原则。通常只有在大量的临床前研究结果的支持下，有理由相信新的治疗药物或治疗方案对患者而言有价值时，才会开展临床试验，因此，当肺癌患者符合某个药物临床试验研究对象入选条件时，在患者充分知情、同意的前提下，可以参加针对肺癌的药物临床试验。

参与临床试验的受试者，可以优先使用新的药物和新的治疗方法，此药物或方法有可能优于目前的标准治疗。

患者在参加临床试验的过程中，将会获得研究者团队严谨仔细的观察和访视。我们常常给患者形象地比喻，在日常的临床工作中，医生的时间精力有限，提供的是"三星级"的服务，满足患者基本的需要；而临床试验的要求非常高，医生必须提供"五星级"的服务，从这个角度说，患者参与临床研究将会收到医生更加严密细致的观察和治疗。当然，参加临床研究的受试者除了有机会因新的治疗方法而受益之外，研究的结果也能够帮助更多的患者。

161 中医是如何认识肺癌的

中医文献中虽无肺癌之名,但根据其临床表现,可以归属于"肺积""息贲""咳嗽"等范畴。中医对肺癌的认识是从整体观念出发的,认为它是一种全身性疾病,而肿瘤只是全身病变的局部表现,辨证为"全身属虚,局部属实"。

对肺癌的发生,中医是从内因、外因两方面分析的,内因为正气不足,是发病的主要因素,在正气不足的基础上,六淫邪气等外邪乘虚袭肺,客邪留滞不去,影响脏腑气机,使肺部血行瘀滞,津停为痰,痰瘀交阻,结而成块,久而形成肿瘤。流行病学调查也证实,中老年为肺癌的高发年龄,45～65岁年龄段占患者总数的75%。中老年人常伴有慢性肺部疾病,或长期吸烟、长期吸"二手烟",耗伤肺之气阴;同时,随着现代工业的发展,空气质量每况愈下,雾霾、沙尘暴频频造访,肺为娇脏,乃五脏六腑之华盖,邪犯首当其冲,肺气肃降失司,气滞不行,留瘀生痰,日久酿生癌毒,发为肺癌。

在肺癌防治上,中医倡导"治未病""整体观念"和"辨证论治"的理念,根据对本病病因、病机的认识,调整身体状态、增强体质,雾霾天注意防范,自身戒烟、减少二手烟的吸入,合理饮食、减少痰湿内生,均可以有效降低发病风险。即便是对于发病后的患者,上述措施也有助于患者康复,避免病情出现反复。另外,如果在中医辨证论治的原则下,综合运用中药、针灸、推拿、导引等手段进行干预,对于肺癌的治疗则更为有利。

但需要指出的是,基于循证医学精神,建议肺癌患者以西医药治疗为主,再配合中医药的辅助治疗。

162 民间的"祖传秘方"能治愈肺癌吗

在获知患有肺癌后,患者或其家属往往会非常着急,特别是晚期肺癌患者,由于已经失去了通过手术治疗而获得"根治"的机会,更是着急万分,期望能寻到一种"祖传秘方"或"民间偏方"来治愈肺癌。但根据目前的医学研究报道和笔者多年的临床经验,尚没有一种所谓"祖传秘方"能治愈肺癌,甚至多数所谓"祖传秘方"不但对肺癌没有治疗作用,还会破坏患者体质。

所以,在确定患有肺癌后,应该相信科学,以获得相对的"最佳治疗"。不要轻信"祖传秘方""民间偏方",因为这样做不仅浪费金钱,更会耽误治疗时机,影响规范治疗的效果。

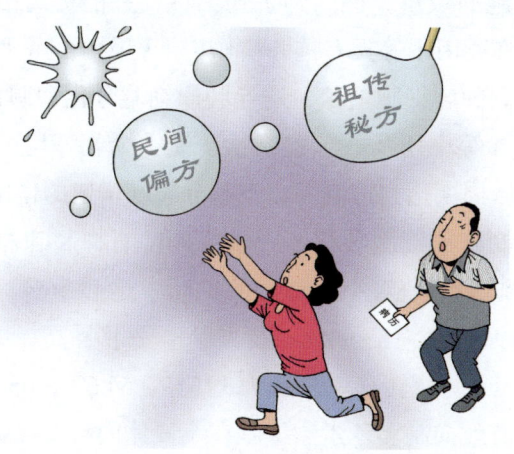

"祖传秘方"和"民间偏方"不可轻信

163 中医药治疗肺癌的现代医学机制有哪些

目前,中医药已经成为中晚期肺癌治疗的主要手段之一,其疗效也被广大从事中西医结合和现代医学的医务工作者所认可,主要表现为副作用小,可明显提高患者生存质量和生存期,配合放、化疗还能实现减毒增效等。近年来,随着中医药基础研究的发展,其治疗肺癌的机制也逐步被揭示,主要可归纳为以下几方面。

(1)**增强免疫功能**:研究显示,运用中成药参麦注射液、活力胶囊、康莱特注射液、金复康口服液等对肺癌小鼠进行干预,可增加T细胞、自然杀伤细胞、淋巴因子激活的杀伤细胞、巨噬细胞等免疫细胞的数量,提高其杀伤活性,并能提高白介素-2、干扰素、肿瘤坏死因子等具有抗肿瘤作用细胞因子的活性。

(2)**抑制肿瘤细胞增殖,诱导肿瘤细胞分化和凋亡**:绞股蓝、北沙参、人参等中药及益肺抗瘤饮、榄香烯乳等均可通过抑制肿瘤细胞的细胞周期达到抑制肿瘤细胞分裂和增殖的作用。

(3)**抑制肺癌细胞转移**:很多中药都有抑制肺癌细胞转移的作用,如肺瘤平消煎对小鼠肺癌的抑瘤率达45.36%,对肺癌自发性肺转移的抑制率为53.99%;复方肺瘤平Ⅱ号高、中、低3个剂量组抑制Lewis肺癌转移率分别为39.7%、54.6%、64.1%;金荞麦根提取物能有效抑制黑色素瘤细胞在小鼠体内自发性肺转移。

(4)**逆转肿瘤细胞多药耐药**:肿瘤细胞对化疗药物易产生耐药是目前肿瘤内科治疗的又一难题,而很多中药能够对抗肿瘤细胞的耐药。如大黄中的蒽醌类成分对肺癌耐药细胞有很强的杀伤作用;榄香烯不仅令耐药的肺癌细胞仍然敏感,且不易使肿瘤细胞产生耐药性,特别适用于已产生耐药的肺癌的治疗。

163. 中医药治疗肺癌的现代医学机制有哪些

（5）抑制自由基：自由基的产生不仅导致肿瘤发生，还能加重病情。研究显示，固金磨积片、肺瘤平、扶正防癌饮等肺癌治疗药物均具有清除活性氧自由基、提高超氧化物歧化酶活性等作用，从而发挥其抗癌作用。

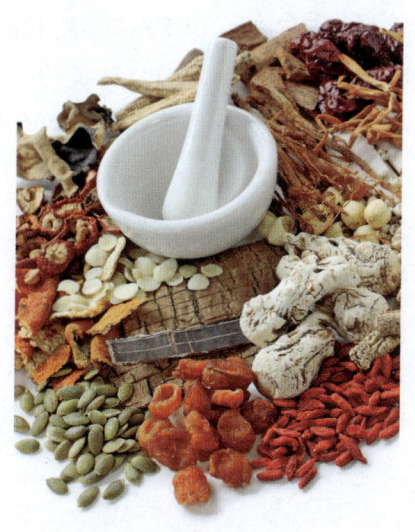

中医药已成为肺癌治疗的重要辅助手段之一

164 化疗过程中消化道反应的中医药防治

化疗作为目前肺癌内科治疗的主要手段之一，在杀伤肿瘤细胞的同时也带来一些不良反应，如最常见的恶心、呕吐等，这不仅令患者痛苦和不适，还在一定程度上影响患者对治疗的依从性。

根据化疗所致恶心、呕吐的临床表现，可以归为中医"呕吐"的范畴，认为其基本病机为脾胃失和、胃气上逆。临床辨证多为虚实夹杂证，以正气不足为本，以邪气阻滞为标，治疗多以益气健脾为主，辅以降逆和胃之药。同时，针灸治疗本病具有一定优势，通过针刺内关、合谷、足三里等腧穴，可有助于减轻化疗所致恶心、呕吐的发生。此外，中医学认为肚脐作为一个重要穴位——神阙穴，对胃肠功能具有强大调节作用，通过脐疗同样可以防治化疗所致的胃肠道不适。例如采用吴茱萸、黄连等中药打粉并以姜汁调和，外敷于以上穴位，可以有效减轻患者恶心、呕吐的程度，增强食欲，提高患者的生活质量。以上疗法可以根据患者病情，单用或者合用，必要时结合西医治疗效果更好。

小贴士

放疗和化疗都可以引起骨髓抑制，表现为白细胞、红细胞和血小板三系的减少，其中以白细胞和血小板减少最为常见。对此，中医在临床上多采取具有健脾益气、补益肝肾的药物或食物来防治放化疗引起的骨髓抑制，常用如党参、黄芪、女贞子、枸杞子、黄精、当归等药物。此外，针刺或艾灸足三里、脾俞、胃俞、肾俞等具有健脾养肝滋肾作用的腧穴，也有一定的临床效果。

165 如何运用中医药治疗肺癌的并发症

中医药近些年在参与肺癌的综合治疗中积累了一定的经验，临床根据肺癌并发症的类型和表现，在辨病与辨证论治相结合的治疗原则指导下，总结出了许多用药经验。

（1）**肺癌骨转移**：多由于邪毒炽盛，浸淫蔓延，加之素体肾气亏虚，骨弱筋颓，无力抗邪，导致邪毒淫筋蚀骨，局部气血瘀滞，疼痛异常。临证多在扶正祛邪的主方中加用补肾、化瘀、通络之品，如补骨脂、制川乌、桑寄生、透骨草、蜈蚣、延胡索等。

（2）**肺癌脑转移**：多由于邪毒痰瘀流窜于脑，上蒙神窍，凝结聚集，化为有形癌瘤。临床常用化痰解毒、软坚散结的药物，如夏枯草、蜂房、制南星、天葵子等。

（3）**胸腔积液**：多由于肺脏受损，失于宣降，水道不通，浊毒痰饮聚集，导致"悬饮"内停。临床常用泻肺利水的中药，如猪苓、泽泻、防己、泽漆等药物。

临床上可以根据患者的病情灵活选用相应的中药对肺癌引起的转移病灶进行控制。

小贴士

① 煎中药的容器以陶瓷、沙锅为最好。② 煎煮加水量超过药物表面3～5厘米即可，将总水量的70%用于头煎，剩下的30%用于第二煎。③ 用火一般遵循"先武后文"的原则，沸前用武火，即大火，使水快速沸腾，沸后用文火，即小火，保持微沸以减少水分的蒸发。④ 煎煮时间从沸腾后计算，一般头煎一刻钟左右，对于某些矿物类、贝壳类或"有毒"的药物应当先煎半小时以上。

166 中医如何防治肺癌放疗后的放射性肺炎

放射性肺炎是指正常肺组织由于胸部肿瘤经放射治疗后受到损伤而产生的放射野内的炎症反应，急性期表现为渗出性炎症反应，慢性期表现为广泛肺组织纤维化，严重影响患者的生活质量。临床上主要以预防为主，现代医学针对急性期的治疗药物主要是糖皮质激素，而对于慢性期尚无特异有效的治疗方法。

中医认为放射线是一种毒热性杀伤因素，属热毒之邪，热能耗气伤津，灼伤肺脏，耗伤阴液，致血积于内，脉络失濡，从而导致肺纤维化形成。放射性肺炎为本虚标实之证，阴伤、气虚、血瘀、热毒是其基本病机，治疗时根据不同阶段采取滋阴、益气、化瘀、解毒等治法。同时临床研究已经证实，滋阴清热药（麦冬、天花粉、知母、沙参、玉竹等）、活血化瘀药（当归、赤芍、桃仁、红花、丹参、川芎等）、清热解毒化痰药（鱼腥草、金银花、连翘、芦根等）不但对肺纤维化及放射性肺炎有防治作用，并能提高肺癌放射治疗效果，改善患者的生活质量，其机制可能与抑制致炎因子和致纤维化因子的表达，保护血管内皮细胞、改善血液循环、缓解血管痉挛、抑制血小板聚集等作用有关。

放射性肺炎的严重程度决定了患者治疗疗效及其预后程度，程度越重治疗效果及预后越差。中医药对防治放射性肺炎的发生有较明确的疗效，临床应对放射性肺炎的不同时期，进行针对性的治疗，以充分发挥中医药治未病的传统优势。

167 中医对化疗导致的周围神经毒性反应有何好办法

临床上，肺癌化疗后患者常常出现四肢末梢麻木、疼痛、感觉障碍等，这些都属于使用化疗药物后导致的周围神经毒性反应。而这些看似渺小的问题却常常让患者难以忍受、疲惫不堪。现代医学在处置上往往缺乏比较有效的手段，主要寄希望于患者的自我恢复，但中医药在这方面的治疗上确实有一定的独到之处。下面给大家介绍以下几种常用方法。

（1）中药口服：中医多认为此病的病因是气滞寒凝，痰瘀阻络所致，常采用温阳通络、理气消痰、活血化瘀的治法。目前常用补阳还五汤、黄芪桂枝五物汤、当归四逆汤等方药进行加减，可有效改善患者的临床症状。

（2）中药泡洗：通过药物直接作用患处而发挥治疗作用。如采用老鹳草、淫羊藿、川乌、川芎、红花等具有温经通络作用的中药煎煮后浸泡手足，可使患者手足麻木的神经毒性症状明显减轻，持续时间缩短。

（3）针灸治疗：常用穴位为足三里、关元、气海、太冲、合谷等，采用补法为主，其整体效果优于运用腺苷钴胺注射的效果。

（4）中药贴敷：该方法是将药物放置于皮肤、孔窍、腧穴及病变局部，激发经络之气，由表入里，发挥治疗作用，体现了中医简便易廉的特点。常用穴位为足三里、内关、膈俞、肺俞、丰隆等。

以上各种方法可单独或联合运用，以求尽可能缓解患者病情。

168 肺癌患者如何进补

中医认为，肺癌是一种全身属虚、局部属实的疾病，因此适当进补对患者病情恢复具有一定的帮助。现代医学也证实，许多补益中药可增强机体的非特异性免疫，在一定程度上可帮助患者术后恢复及预防术后复发。但临床进补应树立正确的观念，并遵循一定的原则。

首先，药补不如食补。药物都具有一定的偏性，即使是补益药物，同样具有一定的偏性，长期服用也会对人体产生一定的不良影响；而食物则不同，食物为日常所食用之品，性味相对比较平和，适合长期服用，而且方便实惠。

其次，进补要以正确辨证为前提。中医认为，任何药物都有寒热温凉等属性，患者应该根据自身病情和身体状况选择合适的药物，否则盲目进补不仅达不到有益的治疗效果，反而可能给机体带来不良影响，如本来体内热盛而服用人参、鹿茸等温补之品，无异于火上浇油。

再次，不可盲目认为补药价钱越高效果越好。虽然我们不反对肺癌患者进食所谓的"补品"，但还是建议不要盲目相信进食所谓"补品"的功效。尤其是对于市场上出售的一些补品或保健品，要保持清醒的头脑，不可盲从其广告宣传，更应当认准其批准文号、生产日期等。

169 中医药有哪些预防肺癌术后复发转移的手段

肺癌转移和复发是制约患者长期生存的关键因素。目前，中医药在预防肺癌术后复发、转移方面积累了较丰富的经验。

（1）静脉输注抗癌中药：常用的包括消癌平注射液、康莱特注射液等。这些注射液多从单味中药里面提取，经实验和临床研究具有明确抗肺癌作用，且由于其成分单一，静脉输注时不容易产生过敏现象。

（2）口服中药扶正抗癌：中医根据每个人病情的不同进行合理的组方，进行个体化的辨证论治，一方面可以扶正正气，提高抗病能力；另一方面辅以适当的抗肿瘤中药，预防病情反复。

（3）饮食疗法改善体质：中医认为"药食同源"，患者可以在有经验中医的指导下，辅以饮食调养，改善自己偏颇的体质，提高抗病、防癌能力。如体内湿气较重，可多吃冬瓜、丝瓜等利水除湿的食物；体内有热，可多吃苦瓜、梨等清热之品。

（4）中医功法锻炼：中医历来讲究保健养生，就肺癌患者而言，可以选择一些和缓的锻炼方式，常见的八段锦、太极拳等都能起到保健养生的目的。有人做过对比研究，发现太极拳能提高机体免疫力，对促进肿瘤患者康复大有裨益。

抗癌必修课
肺癌

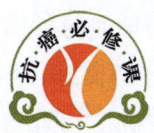

随访和康复课

170 随访的内容有哪些？手术后如何随访

肺癌患者在完成手术、化疗、靶向治疗、放疗等集中治疗后，应定期随访，随访的内容主要包括两个方面。

（1）**一般身体参数指标**：如精神、饮食、睡眠状态，体重变化情况，体能变化情况等。

（2）**医学专业指标**：包括血清肿瘤标志物、胸部CT等。如果患者的精神、饮食、睡眠状态良好，体重无明显减轻，日常体力活动能力未下降，同时血清肿瘤标志物未升高，胸部CT未见肺部病灶进展，则提示病情稳定，可按原方案继续治疗或随访；如果出现与上述相反的情况，则提示病情可能进展，应调整随访计划，或给予更加积极的治疗。

根据统计数据，肺癌术后的局部复发率为3%～15%，术后发生远处转移的可能性为20%～50%，不过，具体发生的可能性受肺癌术前病灶大小和位置特征、淋巴结转移特征、病理类型等多种因素影响。

无论是接受了开胸手术，还是接受了胸腔镜手术，都应定期对病情状况进行随访。一般建议，在术后2年内，每3个月做1次随访观察（包括胸部影像学、核医学扫描、腹部超声等）。如2年内未发现局部复发及远处转移的证据，在2年后，可改为6个月追踪1次。术后随访观察期间，如有持续性咳嗽、咯血、胸痛、骨痛或头痛等身体不适的症状，必须及时去门诊检查。

171 化疗和放疗结束后,如何安排随访

肺癌患者在完成4～6个疗程的化疗后,一般可以有两个选择,一是继续接受维持治疗,二是直接进行随访。

(1)接受维持治疗:所谓的维持治疗,就是患者在完成初始化疗既定的化疗周期数并达到最大的肿瘤缓解疗效,即没有出现疾病进展后,可继续采用有效的单药化疗进行延续治疗。所用的维持药物剂量相对较小,不良反应较轻。

(2)直接进入随访:如果进入随访,应在末次化疗结束后的1个月、3个月、6个月、1年等时间点,至医院进行随访,并根据随访结果,结合患者的一般身体参数指标和医学专业指标等情况,制订下一年度的随访计划。

肺癌患者在接受放疗后,应针对放射治疗的效果和不良反应情况进行随访观察。

如果患者没有出现明显的不良反应,应在放疗结束后的1个月、3个月、6个月、1年等时间点,至医院进行随访。

如果患者出现了胸部放疗常出现的放射性肺炎(出现咳嗽、咳痰、气急等表现)、放射性食管炎(出现吞咽困难、吞咽疼痛等表现)、放射性纵隔炎(胸痛)时,则应该缩短随访时间间隔,必要时住院以针对放疗的不良反应进行积极治疗。

172 为什么说靶向治疗后及时随访很有必要

医生在给肺癌患者进行靶向治疗前，一般均已对患者的肺癌标本进行了基因检测，筛选出那些存在表皮生长因子受体第19、第21外显子突变的患者，也就是说，临床上基本都是针对极有可能对靶向治疗药物敏感的患者进行靶向治疗。但由于以下几方面的原因，靶向治疗后及时随访是非常有必要的。

首先，即使是存在上述基因位点的突变，也无法保障靶向治疗百分之百有效，因此，在靶向治疗后1个月，应至医院随访，复查血清肿瘤标志物、胸部CT等指标，以评估疗效。

其次，即使靶向治疗在初期有效，也有可能在此后的数月至数年内，肿瘤会对既往有效的靶向治疗药物产生耐药性，因此，在首次随访确认有效后，仍需在此后每3个月左右进行1次随访，如多次随访均提示病情稳定，可由医生安排适当延长随访时间间隔。

再次，在目前阶段，由于靶向治疗药物均比较昂贵，为帮助患者减轻经济压力，我国的权威慈善机构与多家靶向治疗药物生产企业开展了合作，制订了靶向治疗"慈善赠药"计划，即在满足相关条件的肺癌患者接受某一种靶向药物治疗一段时间之后（一般为4～5个月），如复查提示治疗仍有效，经认证注册和医生申请，患者可能获得免费继续治疗的机会，直至对该种药物耐药。因此，在接受靶向治疗的第5个月，均建议患者至医院随访复查，以评估是否可获得免费继续治疗的机会。

173 患者戒烟是否还有意义

在接受健康教育后，很多人都能理解，尽早尽快戒烟不仅能改善已经受损的肺功能，而且能减低患肺癌的风险。可是对于肺癌患者来说，患病后再去戒烟是否还有意义呢？其实，即使在患了肺癌以后，也应该避免吸烟。

首先，吸烟会影响身体的代谢及器官功能状态，不利于肺癌患者免疫功能的维持。

其次，吸烟会增加呼吸道感染的风险，在肺癌的基础上发生呼吸道感染，会使患者出现呼吸衰竭等严重情况的概率显著增加。

再次，吸烟会促进部分耐药相关基因的突变，可降低化疗、靶向治疗等的疗效，例如重度吸烟与 *K-RAS* 基因突变相关，后者可以导致患者对化疗药物和靶向治疗药物耐药。

因此，即使已经得了肺癌，戒烟仍将有诸多的益处。

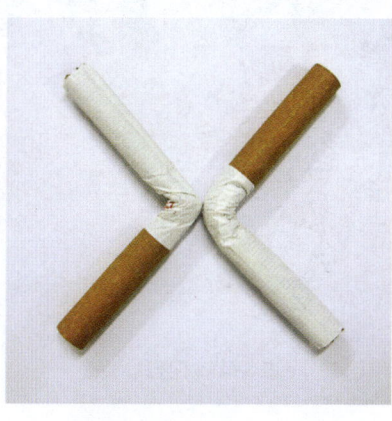

肺癌患者也应尽早戒烟

174 患者可以饮酒吗

虽然在肺癌的病因中,并没有包括饮酒,但由于酒精的代谢需要通过肝脏和肾脏来进行,而这两大脏器也是各种药物,如化疗药物、靶向治疗药物及中药等的代谢场所。如果患者在治疗期间饮酒,酒精不仅会加重肝脏和肾脏的负担,影响上述药物的代谢和排出,也会影响化疗和靶向治疗的疗效。

因此,肺癌患者最好不要饮酒,至少在集中进行药物治疗的阶段,应避免饮酒。

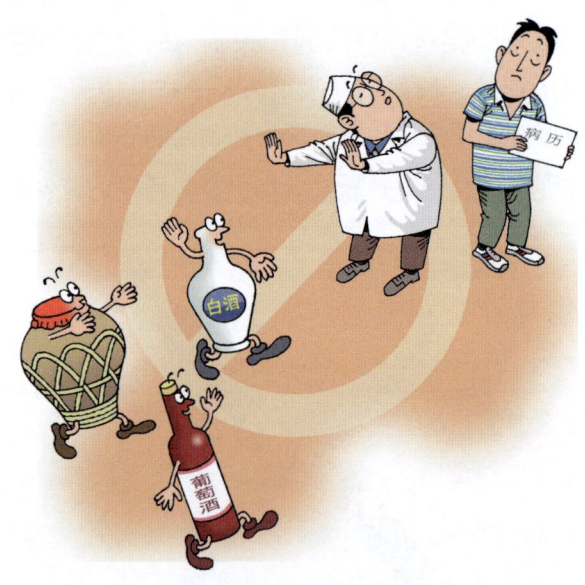

患者最好不要饮酒

175 患者可以饮茶吗

饮茶本身是一种很好的习惯，研究发现饮茶，尤其是饮绿茶，与肺癌的发生具有负向关系，也就是说，饮绿茶可能会降低得肺癌的概率。但是，在各类茶中，都含有不同量的鞣酸和茶碱，过多地摄入鞣酸和茶碱会影响消化液的分泌，从而影响能量的吸收，这对于需要保持充足能量的肺癌患者来说，显然是不利的；同时，茶碱会与很多药物竞争肝脏的代谢酶，从而影响化疗、靶向治疗等药物治疗的疗效。

因此，建议在集中药物治疗阶段（如化疗的4～6个疗程期间、靶向药物治疗期间等）应避免饮茶，在结束集中药物治疗阶段，可适量饮茶，但应避免饮浓茶。

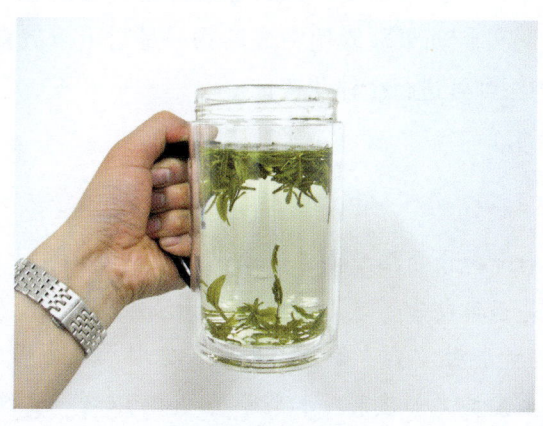

适量饮茶，避免浓茶

176 患者可以吃鱼、虾等所谓"发物"吗

中国人的传统观点认为鱼、虾等海产品都是所谓的"发物",感染者和肿瘤患者不应进食这类食物,否则会造成感染不愈、肿瘤进展等。现代医学研究表明,上述认知观点是没有科学依据的。相反,上述所谓"发物"多含有大量的优质蛋白质,适当进食有利于感染者或肿瘤患者的康复。例如,欧美国家的医生在给患者饮食建议时,并没有区分出所谓的"发物"。积极给予患者富含营养的食物,会改善患者的体质,促进肿瘤患者的康复,同时研究也证实,给予肺癌患者以积极的营养支持,能使得肺癌患者生存获益。

但需要指出的是,尽管上述"发物"大多含有较多的优质蛋白质,对于某一个已被证实对鱼、虾或海鲜过敏的患者,应注意避免食用;另外,如果在服用中成药物,是否可以进食上述"发物",应至中医师处进行个体化咨询。

小贴士

肺癌患者的饮食搭配要注意均衡的原则,需要特别关注每餐食谱中是否都包含了适量的糖类(如米饭、面条、馒头、面包等)、适量蛋白质类(如鱼、牛肉、猪肉、鸡蛋蛋白等)和适量的维生素类(如蔬菜、水果等),不可以这一餐仅有糖类,而另一餐仅有蛋白质类,以此类推。

177 患者需要吃"补品"吗

在中国人的传统观点中，虫草、海参、燕窝等被认为是有助于病患康复的"补品"，很多患者及其家属都会问，是否需要给肺癌患者吃些"补品"。

其实，如果充分了解上述"补品"的确切成分，就不难得出答案。虫草其实是一种真菌，从中医的角度来看，确实具有一定的免疫调节作用；海参是一种含有较大量优质蛋白质的海产品；燕窝的主要构成成分亦是蛋白质。科学研究表明，虫草的免疫调节作用并不明显优于日常食用的香菇等菌菇类食物，虽然单位重量的海参或燕窝中的蛋白质比例较高，但由于其大多分量较少，一个燕窝或一个海参里含有的蛋白质的量并不多于一个鸡蛋。因此，虽然我们不反对肺癌患者进食所谓的"补品"，但还是建议不要盲目相信进食所谓"补品"的功效。

> **小贴士**
>
> 在市面上，经常可以看到一些采用各种方式宣传的所谓"特效保健品"，如"某某抗癌粉""某某抗癌丸"等，其作用机制大多不明，所谓的功效也未经正规临床验证，且潜伏着不良反应风险，因此，不建议大家购买。

178 患者可以继续参加工作吗

总体而言，只建议那些接受了肺癌根治切除手术的相对早期（ⅠA、ⅠB、ⅡA、ⅡB、ⅢA期）肺癌患者，在完成必要的术后辅助化疗，且体能已完全恢复后，如果患者本人有较强烈的意愿，可以继续参加一些精神压力较低、体能消耗较小的工作。在这种情况下，继续参加工作可以帮助患者摆脱自己是一个"患病者"的状态，重新以积极的心态投入到生活当中。

对于没有接受根治性手术的患者来说，由于患者的体内还存在一定的癌细胞负荷，需要充分的休息来保持较好的免疫力，因此，总体上是不建议继续参加工作的。但需要说明的是，随着越来越多低毒高效抗肿瘤药物的临床应用，在治疗肺癌的同时保持较好的体能状态，已逐渐成为可能。

在我们诊治的肺癌患者中，有一些患者虽然没有接受肺癌根治性切除手术，体内的病灶也并没有完全消失，却坚持参加了较低强度的工作，在较长时间的定期复查中发现，这些患者与肺癌实现了"和谐共存"，这种情况既见于一些定期接受维持治疗的患者，也见于停药随访的患者。

需要特别指出的是，对于病情尚未稳定的晚期（ⅢB、Ⅳ期）肺癌患者，不推荐继续参加工作。

179 患者的精神状态需要怎样调整

大家都知道，良好的精神状态对于良好的免疫功能是至关重要的，良好的精神状态可以成为病情恢复的催化剂，那么究竟应当怎样调整精神状态呢？最重要的是肺癌患者应当树立起战胜肺癌的信心。

（1）**多参加一些癌症康复沙龙**：从中听取成功战胜肺癌的病友的事例。

（2）**积极的自我心理暗示**：如"每年总有为数众多的肺癌患者从疾病中康复，我为什么不能成为其中的一员呢？"；对科学和医术的信任，"每年都有越来越多的新技术、新疗法投入临床，正不断地改善着癌症的治疗效果，既然现在的癌症康复概率高于过去，那么在不久的将来，癌症康复的概率不也会更高于现在吗，我应该增强信心，抓住不断出现的新机遇，面对挑战"。事实上，在十余年以前，临床上还没有靶向治疗药物，而在这十几年里，已经有为数众多的肺癌患者在靶向治疗中康复。

（3）**需要多安排些积极向上、轻松愉悦的生活内容**：在日常生活中，可以听一些轻松的音乐会，可以欣赏一些幽默的电影，可以参加一些气氛融洽的社交活动，可以享受摄影、书法、绘画，可以种花养草，可以品尝健康的美食等。

（4）**与医生和家庭建立起良好联系**：在战胜肺癌的过程中，医生和家庭是患者最可靠的两个助手。从医生这里，患者可以得到专业的支持和心理疏导；从家庭这里，患者可以得到悉心的关怀和亲情鼓励，在患者、医生和家庭的共同努力下，不断发现、分析和克服"不和谐因素"，调整并保持良好的精神状态。

180 患者的饮食安排应注意哪些问题

总体而言，肺癌患者的饮食应当遵循均衡、适当的原则。要注意食物中糖类、优质蛋白质、维生素类等营养素的均衡搭配，不可偏食，亦不可暴饮暴食。

在中国人的饮食结构中，包括米饭、面食在内的糖类食物是饮食结构的基础，我们身体在长期的进化过程中已经适应了这一模式，因此，不建议肺癌患者改变这一模式，即仍然要保持这一模式，而不能因患了肺癌，而过度进食"大鱼大肉"进行大补。

优质的蛋白质是人体免疫系统的原料，例如人体血液中的白蛋白承担了众多药物在体内的运输工作，又例如人体血液中的免疫球蛋白本身就是一种蛋白类物质，因此，应适当补充优质蛋白质。在选择蛋白质的食物来源时，可以多选择一些"白肉"（禽类蛋白、牛奶、鱼肉等），适当控制进食"红肉"（猪肉、牛肉、羊肉等）的量，这样可以控制脂肪摄入的量，避免因肥胖而影响身体功能状态。

研究表明，如果每日进食蔬菜和水果种类的总数达到6种，则很大程度上可以避免维生素类营养的缺乏，因此，建议肺癌患者每日进食蔬菜和水果种类的总数不少于6种，例如早餐中包括一种水果，午餐中包括两种蔬菜，下午再进食另一种水果，晚餐中包括另两种蔬菜，可以根据自身喜好来调整搭配。

181 患者的日常起居应注意哪些问题

对于肺癌患者治疗出院后的居家日常生活，家属们必须积极面对，不仅要帮助患者树立生活的信心，而且要精心照料好患者的饮食起居，帮助他们建立起规律的生活习惯。

1）患者术后早期尽量不要进行过多的运动，尽量改善患者居住的生活环境，保持居室空气新鲜，温度、湿度适宜。

2）患者每天的起床、睡眠、户外活动、饮食安排和适当的娱乐和体育锻炼等都要规律化。

3）患者要培养一定的生活情趣和个人爱好，这样可使自己情绪愉悦，对身心健康有益。

4）避免过度劳累。过度劳累易导致体内免疫功能降低，还可能导致病情恶化和复发。

5）尽量保证充足的睡眠，这是改善体能、维持身体最佳免疫功能状态的前提，应当保障每日不少于8小时的睡眠，对于有午睡习惯的患者，可继续保持这一习惯。

6）养成良好的卫生习惯，保持好个人卫生，以防继发感染。

小贴士

患者可以旅游吗

手术或放化疗会对呼吸功能产生一定影响。因此，不宜参加一些对呼吸功能要求较高的旅游项目，如登山、攀岩、长途跋涉，或前往空气稀薄的高原、异常寒冷或极地气候地区的旅游项目。总体而言，只要患者本人存在意愿，轻松、愉悦的旅游对于康复是大有裨益的。

182 患者可以参加体育运动吗

总体而言，接受了肺癌根治切除手术的相对早期（ⅠA、ⅠB、ⅡA、ⅡB、ⅢA期）肺癌患者，在完成必要的术后辅助化疗且体能已完全恢复，或病情稳定、处于长期随访的情况下，如果患者本人有较强烈的意愿，可以进行适度的体育运动。

在参加运动时，患者要根据自身的体能状态，以"不出现可感知的明显疲乏和劳累"为度，以自身喜爱为前提，可选择进行慢步走、太极拳等各类轻体力消耗的体育运动，切忌进行"挑战极限"的重体力活动或运动，如搬运重物、长跑等。

> **小贴士**
>
> 建议肺癌患者避免在寒冷季节的清晨进行户外活动，以减少出现心脑血管疾病的可能；并建议患者避开在刮风天，或在污染较重的环境中进行体育运动，以减少出现呼吸道感染的可能。

183 家庭应怎样配合患者的康复

在帮助肺癌患者康复的过程中，患者的家庭扮演着至关重要的角色。

首先，肺癌患者的家庭成员可以和医生一起帮助患者调整精神状态。在接受诊疗的过程中，由于精神上或多或少的压力及病痛的影响，患者的精神状态总会有些波动，这既不利于其良好身体功能状态的维持，也不利于其对治疗的配合。患者的家庭成员是对患者本人性格最为了解的人，因而，家庭成员通常都是除医生以外最能疏导患者情绪的人。例如，有一名患者在诊断肺癌后，情绪非常低落，拒绝到医院去治疗，为了让患者改变决定、配合治疗，患者的家属想尽各种办法疏导患者的情绪，在不懈的努力下，患者终于决定回到医院接受治疗，并最终从疾病中康复。

其次，肺癌患者的家庭成员可以给医生提供患者病情变化的客观资料。由于朝夕相处，患者的家庭成员是最有机会观察到患者身体状态细微变化的人。在陪同患者就医的过程中，家庭成员可以将观察到的这些细微变化及时、客观地告诉医生，这非常有利于患者疾病的诊治。

再次，患者的家庭成员可以在患者最需要帮助的时候给予支持。这种支持可以表现在多个方面，例如，在化疗用药的期间，帮助患者完成诸如吃饭、饮水等日常活动；办理住院、出院，办理医保、报销，陪同诊治、随访等很多琐碎的事务，虽然患者本人也并非一定没有能力去办理，但如果有家人的帮助和陪伴，无疑会给患者的心理带来温暖，也能节省患者的体能，有利于患者病情的康复。

184 家庭抗癌的要点有哪些

肺癌患者的抗癌之路漫漫修远,要想成功战胜肺癌,需要做到以下六个"要点",而这些"要点"是否能真正地执行好、做到位,除了医生和患者本人的努力外,更离不开患者身后整个家庭的积极配合和大力支持。这些"要点"包括:

第一,坚定的信心。

第二,科学的诊治。

第三,愉悦的心情。

第四,均衡的营养。

第五,适度的运动。

第六,充足的睡眠。

让患者、医生和家庭一起,携手并肩,共渡难关,战胜肺癌!

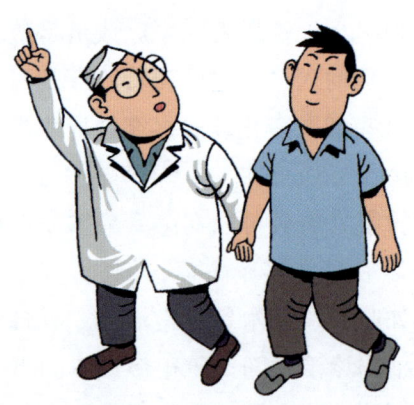

抗癌路上,医生与患者一起努力

参考文献

[1] 李翔,高申.1990—2019年中国居民肺癌发病、患病和死亡趋势分析[J].中国慢性病预防与控制,2021,29(11):821-826.DOI:10.16386/j.cjpccd.issn.1004-6194.2021.11.005.

[2] 孙鑫,覃文进,刘理礼,等.肺癌发病危险因素最新研究进展[J].现代肿瘤医学,2022,30(04):753-756.

[3] 田艳涛,康文哲.全球癌症发病情况研究新进展[J].中国医药,2021,16(10):1446-1447.

[4] 中华医学会肿瘤学分会,中华医学会杂志社.中华医学会肿瘤学分会肺癌临床诊疗指南(2021版)[J].中华医学杂志,2021,101(23):1725-1757.

[5] 杨浩贤.你离肺癌有多远[J].江苏卫生保健,2021,2021(02):20.

[6] 中国医师协会肿瘤医师分会,中国医疗保健国际交流促进会肿瘤内科分会.Ⅳ期原发性肺癌中国治疗指南(2021年版)[J].中华肿瘤杂志,2021,43(01):39-59.

[7] 管雅喆,任萌,郭冬利,等.肺癌筛查研究进展[J].中国肺癌杂志,2020,23(11):954-960.

[8] 韦梦娜,乔友林.低剂量螺旋CT肺癌筛查研究进展[J].中国肺癌杂志,2020,23(10):875-882.

[9] 中华医学会放射肿瘤治疗学分会,中国医师协会放射肿瘤治疗医师分会,中国抗癌协会放射治疗专业委员会,等.中国非小细胞肺癌放射治疗临床指南(2020版)[J].中华放射肿瘤学杂志,2020,29(08):599-607.

[10] 邵璇璇,高春芳,贾健安.非小细胞肺癌靶向治疗主要靶点及其检测方法进展[J].中华检验医学杂志,2020,43(08):842-848.

[11] 中国抗癌协会肿瘤病理专业委员会,中国临床肿瘤学会肿瘤病理专家委员会,中国临床肿瘤学会非小细胞肺癌专家委员会.中国非小细胞肺癌PD-L1表达检测临床病理专家共识[J].中华肿瘤杂志,2020,42(07):513-521.

[12] 俞昕,周娟,苏春霞.EGFR突变晚期非小细胞肺癌患者免疫治疗的研究进展[J].中华转移性肿瘤杂志,2020,03(02):134-140.

[13] 王雅琴,秦芹,廖佳,等.个案管理师参与的多学科团队管理模式在肺癌患者围手术期的应用研究[J].中华胸部外科电子杂志,2020,7(02):104-108.

[14] 雷晓红,唐颖悦,李静,等.肿瘤免疫检查点抑制剂相关的肝毒性[J].中华肝脏病杂志,2020,2020(02):175-178.

[15] 陈良安.免疫治疗——开启肺癌治疗的新时代[J].中华结核和呼吸杂志,2020,2020(02):83-86.

[16] 林明奎.癌痛规范化治疗在肺癌疼痛患者中应用[J].中华肿瘤防治杂志,2019,26(S1):65+67.

[17] 刘苗苗,南岩东,鲁曦,等.二代测序技术在肺癌组织相关基因突变检测中的临床应用价值[J].中华诊断学电子杂志,2019,7(02):103-108.

[18] 邹佳丽,陆武,陈鹏,等.CT引导下^{125}I粒子植入联合化疗对不可切除非小细胞肺癌的疗效分析[J].中华核医学与分子影像杂志,2019(02):96-99.

[19] 秦莉媛,侯晓婷,杨萍.肺癌患者症状群的研究进展[J].中华护理杂志,2019,54(01):119-124.

[20] 韦学昌,刘晓锋,叶青,等.肺癌伴脊柱转移癌的外科治疗疗效分析[J].中华骨与关节外科杂志,2018,11(10):772-775.

[21] 李燕星,张光霁,阮善明,等.非小细胞肺癌不同时期的中医治法[J].中华中医药杂

参考文献

志，2018，33（08）：3532-3534.
[22] 王琼，吕亚莉，钟梅，等.二代测序技术检测肺癌相关基因突变状态临床病理意义［J］.中华肿瘤防治杂志，2018，25（13）：944-950.DOI: 10.16073/j.cnki.cjcpt.2018.13.006.
[23] 刘潇衍，梁红格，王孟昭.非小细胞肺癌ALK抑制剂耐药后处理策略［J］.中华肿瘤防治杂志，2018，25（04）：298-302.DOI: 10.16073/j.cnki.cjcpt.2018.04.014.
[24] 李艳萍，殷俊.血清肿瘤标志物与肺癌高危因素的临床分析［J］.中华肺部疾病杂志（电子版），2017，10（03）：321-324.
[25] 孙沁莹，白冲.《2015美国预防医学工作组建议：肺癌筛查》解读［J］.中国实用内科杂志，2015，35（11）：931-934.
[26] 姜友定，陈穗.支气管镜的应用进展［J］.中华肺部疾病杂志（电子版），2015，8（03）：384-387.
[27] 王庚辰，王普才.中国PM2.5污染现状及其对人体健康的危害［J］.科技导报，2014，32（26）：72-78.
[28] 高丰，葛虓俊，李铭，等.不同病理类型肺部磨玻璃结节的CT诊断［J］.中华肿瘤杂志，2014，36（03）：188-192.
[29] 安宁豫，高元桂，蔡幼铨，等.增强MRI在原发性支气管肺癌分期中的价值［J］.中华放射学杂志，1998（04）：31-33.

附录　6位肺癌患者的康复纪实

纪实1

张女士，44岁，在一次年度体检中进行乳腺影像学检查时，偶然发现了肺部的"阴影"，随即进行了胸部CT检查，发现在右上肺存在一个大小为1.5厘米×1.0厘米的结节，医生根据CT上结节生长的特点，判断为肺癌。

张女士接受了胸腔镜下右肺上叶切除手术，术后诊断为ⅠA期肺腺癌。在手术后的1个月、3个月、6个月及1年时分别进行了随访复查，均提示病情稳定，随后再每半年至1年随访复查1次，至今已达10余年。张女士已完全从疾病中康复，并重新投入到工作中。

医生忠告：针对40岁以上的人群，应提倡以低剂量螺旋CT进行年度例行体检，这可以大幅提高早期肺癌的诊断率。如果众多的肺癌都发现于早期，又可以大幅改善肺癌患者的预后。同时，越是早期的肺癌，越有可能接受微创手术治疗，越能获得长期生存的机会。早期肺癌在进行根治性切除手术后，患者完全有可能彻底康复，可以继续投身到正常的工作和生活中。

纪实2

王先生，55岁，因为"咳嗽、咯血"就医，在进行胸部CT检查后发现，其右肺中叶存在一个大小约4.7厘米×3.3厘米的肿块，伴有右侧肺门淋巴结肿大，诊断为ⅡB期肺癌，准备接受手术治疗。

医生在细心阅读王先生的CT片后认为，其病灶靠近较大的血管，立即手术可能难以完全切除，或可能有大出血的风险。于是给予王先生2个周期的新辅助化疗，复查发现，其右肺中叶病灶较

附录 6位肺癌患者的康复纪实

前缩小,与周围血管界线较前清晰,适合手术,并建议进行外科胸腔镜下手术。但王先生顾虑,胸腔镜下的手术会不会不如开胸手术切除得干净。在经过医生耐心的分析讲解后,王先生最终接受了外科胸腔镜下手术的治疗方案。手术完成后,王先生又接受了4个疗程的术后辅助化疗,目前已完全康复,处于长期随访中。

医生忠告:根据肺癌患者病灶的具体情况,基于使患者获得最大限度的生存益处的原则,医生会给予在手术前是否需要进行新辅助化疗和在手术后是否需要进行辅助化疗的建议,患者可积极配合医生的建议。近年来,外科胸腔镜下的手术已经可以完成大部分以往由开胸才能完成的手术内容,包括袖状切除、肺叶切除,甚至全肺切除,在手术医生丰富经验及必要仪器设备的支持下,可以有效、安全地借助胸腔镜这一微创技术来进行肺癌切除手术。

纪实3

刘先生,47岁,因为"反复痰中带血"就医,在进行胸部CT检查后发现,其左侧肺门旁存在一个大小约3.5厘米×3.0厘米的肿块,伴有肺门旁的淋巴结肿大,在接受支气管镜下活检检查后,刘先生被诊断为左下肺小细胞肺癌。

此后,刘先生接受了6个疗程的肺癌化疗,并辅助进行了胸部放疗。治疗后,患者的肿块和淋巴结完全消失,病情达到了"完全缓解"。但在一年半后,患者的病情再次复发,医生在原方案尝试无效后,更换了化疗方案,在进行了4个疗程的新方案化疗后,刘先生的病情再次"完全缓解"。目前,刘先生一般状况良好,仍处于继续随访中。

附录 6位肺癌患者的康复纪实

纪实 1

张女士，44岁，在一次年度体检中进行乳腺影像学检查时，偶然发现了肺部的"阴影"，随即进行了胸部CT检查，发现在右上肺存在一个大小为1.5厘米×1.0厘米的结节，医生根据CT上结节生长的特点，判断为肺癌。

张女士接受了胸腔镜下右肺上叶切除手术，术后诊断为ⅠA期肺腺癌。在手术后的1个月、3个月、6个月及1年时分别进行了随访复查，均提示病情稳定，随后再每半年至1年随访复查1次，至今已达10余年。张女士已完全从疾病中康复，并重新投入到工作中。

医生忠告：针对40岁以上的人群，应提倡以低剂量螺旋CT进行年度例行体检，这可以大幅提高早期肺癌的诊断率。如果众多的肺癌都发现于早期，又可以大幅改善肺癌患者的预后。同时，越是早期的肺癌，越有可能接受微创手术治疗，越能获得长期生存的机会。早期肺癌在进行根治性切除手术后，患者完全有可能彻底康复，可以继续投身到正常的工作和生活中。

纪实 2

王先生，55岁，因为"咳嗽、咯血"就医，在进行胸部CT检查后发现，其右肺中叶存在一个大小约4.7厘米×3.3厘米的肿块，伴有右侧肺门淋巴结肿大，诊断为ⅡB期肺癌，准备接受手术治疗。

医生在细心阅读王先生的CT片后认为，其病灶靠近较大的血管，立即手术可能难以完全切除，或可能有大出血的风险。于是给予王先生2个周期的新辅助化疗，复查发现，其右肺中叶病灶较

附录 6位肺癌患者的康复纪实

前缩小,与周围血管界线较前清晰,适合手术,并建议进行外科胸腔镜下手术。但王先生顾虑,胸腔镜下的手术会不会不如开胸手术切除得干净。在经过医生耐心的分析讲解后,王先生最终接受了外科胸腔镜下手术的治疗方案。手术完成后,王先生又接受了4个疗程的术后辅助化疗,目前已完全康复,处于长期随访中。

医生忠告:根据肺癌患者病灶的具体情况,基于使患者获得最大限度的生存益处的原则,医生会给予在手术前是否需要进行新辅助化疗和在手术后是否需要进行辅助化疗的建议,患者可积极配合医生的建议。近年来,外科胸腔镜下的手术已经可以完成大部分以往由开胸才能完成的手术内容,包括袖状切除、肺叶切除,甚至全肺切除,在手术医生丰富经验及必要仪器设备的支持下,可以有效、安全地借助胸腔镜这一微创技术来进行肺癌切除手术。

纪实3

刘先生,47岁,因为"反复痰中带血"就医,在进行胸部CT检查后发现,其左侧肺门旁存在一个大小约3.5厘米×3.0厘米的肿块,伴有肺门旁的淋巴结肿大,在接受支气管镜下活检检查后,刘先生被诊断为左下肺小细胞肺癌。

此后,刘先生接受了6个疗程的肺癌化疗,并辅助进行了胸部放疗。治疗后,患者的肿块和淋巴结完全消失,病情达到了"完全缓解"。但在一年半后,患者的病情再次复发,医生在原方案尝试无效后,更换了化疗方案,在进行了4个疗程的新方案化疗后,刘先生的病情再次"完全缓解"。目前,刘先生一般状况良好,仍处于继续随访中。

附录 6位肺癌患者的康复纪实

医生忠告：即使是被诊断为一些恶性程度较高的病理类型的肺癌，例如小细胞肺癌、肺腺癌等，也同样存在治愈的希望。只要有"坚定的信心、科学的诊治、愉悦的心情、均衡的营养、适度的运动、充足的睡眠"，就有可能成为那个病情"完全缓解"的幸运儿。

纪实4

周女士，66岁，因"气急伴左侧胸闷"就医，胸片提示左侧胸腔大量积液，随机进行了内科胸腔镜检查，手术中发现其左侧胸腔内大量血性积液，吸除积液后，发现其胸壁上存在多枚结节突起，摘取结节送病理学检查，结果为腺癌，在同时进行的基因检测中发现，肿瘤结节中表皮生长因子受体的第19外显子存在突变，提示可能对靶向治疗药物敏感。在排出其左侧胸腔的积液后，周女士接受了胸部CT检查，发现其左上肺存在一个肺癌病灶，最终被诊断为Ⅳ期肺腺癌。

随后，医生给周女士口服了厄洛替尼。1个月后复查发现，周女士左上肺的结节病灶显著缩小，左侧胸腔未再出现胸腔积液，病情达到"部分缓解"；3个月后复查发现，左上肺的病灶已完全消失，病情达到"完全缓解"。但此时周女士及其家人表示，如果继续目前的治疗方案，将面临较大的经济压力，想放弃治疗。但在详细了解了靶向治疗的赠药政策后，周女士继续坚持购买药物共治疗了5个月。此时，医生再次给周女士进行了复查，结果提示病情仍然得到了良好的控制。随后，医生将周女士的详细资料上报到中华慈善总会与靶向药物生产企业共同设立的审批机构，使

附录　6位肺癌患者的康复纪实

周女士获批可免费领取靶向药物继续治疗。目前，周女士的病情仍然稳定，处于继续随访中。

医生忠告：肺癌的治疗已经进入"个体化"时代，基因检测成为治疗前诊断时不可或缺的环节。基于基因检测结果的预测，医生会给患者制订相对最佳的治疗方案，使患者有可能获得最大的生存益处。目前，中华慈善总会已经和多个靶向治疗药物的生产企业开展了合作，帮助患者减轻治疗时的经济负担。

纪实5

郑先生，62岁，因"右胸痛伴消瘦"就医，经过CT引导下肺穿刺检查，被诊断为Ⅳ期肺鳞癌。

在给予最初2个疗程的一线方案化疗后，郑先生的病情较前稍好转，但在继续原方案化疗2个周期后复查发现，病情较前有所进展，提示郑先生的肺癌病灶已经对一线化疗方案产生耐药。医生随即更换了化疗方案，但在2个周期的二线化疗方案结束后复查发现，病情仍然没有得到控制。此时，医生所在的科室正好参加了一项治疗非小细胞肺癌的全球多中心临床研究项目。医生将郑先生的病例资料与上述临床研究的病例入选对象条件进行比对后发现，郑先生符合进入该项临床研究的条件，由此，郑先生有可能获得全球最新药物治疗的机会。在随机化筛选后，郑先生幸运地被纳入临床研究中，获得了新药的治疗。随后的复查发现，郑先生的病情较前明显好转，此后进入长期随访过程中。

医生忠告：肺癌化疗的方案并非只有一种，医生会根据患者的具体情况选择相对最佳的一线治疗方案，但尽管如此，也并非

附录 6位肺癌患者的康复纪实

所有患者都一定能在一线方案治疗时取得良好的疗效，此时便需要患者及其家属的充分理解和积极配合，及时更换治疗方案，以争取早日获得病情缓解。在一些大型医院，肺癌研究和诊治团队会定期参加国际多中心新药临床研究，针对一些国际上最新研制成功，或在国外已被证明有效并上市、准备进入国内的新药。必要时，在取得患者充分的知情和同意后，可以参加一些新药临床观察研究，这或许能为患者病情的好转提供1次新的机遇。

纪实6

患者沈某，男性，36岁，因"腰痛1月余"就诊。行CT、磁共振等检查，明确为肺癌腰椎转移，已属晚期。

该患者因腰痛严重，首先在当地医院进行了腰椎转移性肿瘤的切除术，术后病理证实为肺腺癌，基因检测 *EGFR*、*ALK*、*ROS1* 均为阴性。准备按照国内和国际的指南推荐，接受化疗联合抗血管生成治疗。

患者来到上海长征医院肿瘤科后，我们发现其基因检测报告虽然进行了质控，结果表述也很规范，但基因检测的标本是固定过的骨骼手术样本，这类样本在固定过程中可能会因为脱钙的原因，导致检测结果不准确。因此，治疗组建议患者再进行一次基因检测。

问题是患者肺部病灶很小，无法穿刺，给检测带来了很大的困难，好在液态活检技术已经步入临床，所以我们进行了第一次的液态活检。检测结果让患者和医生都喜出望外，原来他果然存在着 *EGFR* 基因的突变！于是，针对 *EGFR* 的靶向治疗很快便应用

附录 6位肺癌患者的康复纪实

了。奇怪的是,患者在靶向治疗后一开始有效,但很快就出现了进展。下一步是否还能够进行靶向治疗,又摆在了我们面前。

经过详细讨论之后,我们决定采用二代测序的方式再进行一次液态活检,结果又让我们拨云见雾。原来这名患者的基因突变比较复杂,除了常见的 $EGFR$ 突变之外,还存在数个罕见突变,而这几个罕见突变既往并没有很好的治疗疗效的报道。不过治疗组果断采用了继续靶向治疗的方式,很快患者的疾病得到了控制,后续恢复了正常的生活,能够在治疗疾病的同时正常工作。

医生忠告:靶向治疗在肺癌的治疗中具有非常重要的地位,其疗效好,不良反应少,持续时间长。因此靶向治疗的机会对于患者而言非常珍贵。在临床实践中,由于错误地使用标本、错误地使用检测方法等所造成的检测结果不准确而错失靶向治疗机会的例子屡见不鲜,因此在选择肺癌治疗中心的时候,一定要谨慎选取有相应治疗经验的团队。